上海市老年教育普及教材

上海市学习型社会建设与终身教育促进委员会办公室

老年人常见病
中医诊断与调摄

内科杂症

科学出版社

北京

上海市老年教育普及教材编写委员会

本书编写组

主　　编：顾　耘

副 主 编：龚　路

参　　编（按姓氏拼音排序）：

孙国珺　吴建文　许若玢

祖菲娅·吐尔森江

策　划

朱岳桢　杜道灿

前　言

　　根据上海市老年教育"十二五规划"提出的实施"个、十、百、千、万"发展计划中"编写100本老年教育教材，丰富老年学习资源，建设一批适合老年学习者需求的教材和课程"的要求，在上海市学习型社会建设与终身教育促进委员会办公室、上海市老年教育工作小组办公室和上海市教委终身教育处的指导下，由上海市老年教育教材研发中心会同有关老年教育单位和专家共同研发的"上海市老年教育普及教材"，共100本正式出版了。

　　此次出版"上海市老年教育普及教材"的宗旨是编写一批能体现上海水平的、具有一定规范性及示范性的老年教材；建设一批可供老年学校选用的教学资源；完成一批满足老年人不同层次需求的、适合老年人学习的、为老年人服务的快乐学习读本。

　　"上海市老年教育普及教材"的定位主要是面向街（镇）及以下老年学校，适当兼顾市、区老年大学的教学需求，力求普及与提高相结合，以普及为主；通用性与专门化相兼顾，以通用性为主。编写市级普及教材主要用于改善街镇、居村委老年学校缺少适宜教材的实际状况。

　　"上海市老年教育普及教材"在内容和体例上尽力根据老年人学习的特点进行编排，在知识内容融炼的前提下，强调基础、实用、前沿；语言简明扼要、通俗易懂，使老年学员看得懂、学得会、用得上。教材分为三个大类：做身心健康的老年人；做幸福和谐的老年人；做时尚能干的老年人。每个大类包涵若干教材系列，如"老年人万一系列"、"中医与养生系列"、"孙辈亲子系列"、"老年人心灵手巧系列"、"老年人玩转信息技术系列"等。

"上海市老年教育普及教材"在表现形式上，充分利用现代信息技术和多媒体教学手段，倡导多元化教与学的方式，创新"纸质书、电子书、计算机网上课堂和无线终端移动课堂"四位一体的老年教育资源。在已经开通的"上海老年教育"App上，老年人可以免费下载所有教材的电子版，免费浏览所有多媒体课件；上海老年教育官方微信公众号"指尖上的老年学习"也已正式运营，并将在2015年年底推出"老年微学课堂"，届时我们的老年朋友可以在微信上"看书"、"听书"、"学课件"。

"上海市老年教育普及教材"编写工作还处于起步阶段，希望各级老年学校、老年学员和广大读者提出宝贵意见。

上海市老年教育普及教材编写委员会
2015年6月

目 录

Mulu

第一章　老年人内科杂症

第二章　感冒

第三章　咳嗽

第四章　哮喘

第五章　尿路感染

第六章　排尿困难

第七章　骨关节病

第八章 自汗盗汗

第一章 老年人内科杂症

随着社会经济的快速发展,人们生活条件普遍改善,医疗水平不断提高,人类的平均寿命正逐渐延长,老年人口占总人口的比例也逐年增加。我国1999年就进入了老龄化社会,而且老龄化的速度还在加快。预计到2020年我国65岁以上老龄人口将达1.67亿人,约占全世界老龄人口的24%。

老年人是多种疾病的高发人群,慢性病患病率高。我国老年人常见病的前4位依次为高血压病、冠心病、脑血管病和恶性肿瘤。一方面为自己和家人带来了不便,另一方面给国家医疗卫生体系及社会经济保障体系造成了严重的负担。而老年病虽发展缓慢、病程缠绵,但一般都是多病缠身,加上老年人生理功能减退,一旦出现应激反应,病情便会迅速恶化,最终导致多脏器功能衰竭。

从中医学角度分析,老年病病因病机有以下几方面的特点。

多脏腑受损、气血阴阳俱衰

年迈之人,各脏腑亏虚、气血阴阳多有不足,再加上久病不愈,因病致虚,往往导致某一脏器的亏损。由于五脏相关,气血同源,阴阳互根,一脏受损,累及他脏;气虚无以生血,血虚无以生气;气虚者,阳亦衰,血虚者,阴不足;阳损及阴,阴虚及阳。

本虚标实、虚实夹杂

老年人脏腑功能虚损，易感受六淫外邪；脏腑升降失常而产生脏虚腑滞，如脾主运化，脾虚生湿、运化不及会导致胃的传化失职、食浊留滞；肺主气之宣降，肺气不足、宣降失司；大肠传导糟粕受阻；肾藏精、纳气，主骨生髓，肾精不足、封藏失职、开阖失度而气化不利，水停膀胱。

兼夹痰、瘀、风

老年人脏腑功能减退，尤其肾虚脾弱，使水液代谢障碍，水湿停留而成痰饮；肝藏血而主疏泄，其性升发，故肝失所藏、升发异常导致内风妄动；久病必瘀，血瘀饮停，则水聚湿蕴，或成痰饮，或碍气机；反之，气滞痰阻，又可导致血瘀。故痰、瘀、风均为病理产物，三者常交替出现或混合出现在各种疾病中。

所以，对于老年病的治疗方面，除了合理选择药物、调整用药剂量、掌握用药时机等基本的原则外，注重补益五脏精气，兼以适度祛邪是中医治疗老年病的特色。

本书精选了常见的内科杂症，包括感冒、咳嗽、哮喘、尿路感染、排尿困难、骨关节病以及自汗盗汗七种病症，并尽量采用中医原有病名，对于中医病名不能涵盖，但确实是临床常见疾病，则采用读者比较熟悉的西医病名。每种病症分别对中医诊断、饮食指导、生活运动调摄等多个方便进行了详细介绍。让老年患者多了解自己所患疾病、多关心自己的健康、多掌握养生保健的知识，以改善老年人的生活质量，就是我们编写本书的目的所在。

第二章 感 冒

 简明学习

　　感冒是由于邪犯卫表而导致的常见外感疾病,主要以鼻塞、流涕、打喷嚏、咳嗽、头痛、恶寒、发热、脉浮等临床表现为特征的一种病证。感冒通常由生活起居失当,正气亏虚,外感时行疫毒等引起,病机关键是卫表失和,肺失宣肃。根据寒热湿邪及虚实的不同,可分为风寒感冒、风热感冒、暑湿感冒、气虚感冒、阴虚感冒五型,治疗以解表达邪为主要原则,并根据不同的致病原因,采用相应的治疗方法,并重视肺气的宣通。感冒患者平时应养成有规律的生活起居习惯,配合健康合理的饮食,选用合理的药物,并进行适宜的身体锻炼及各项保健方法,以缓解症状及治愈疾病。

 感冒的中医诊断

　　➤ 概述

　　感冒是由于邪犯卫表而导致的常见外感疾病,主要以鼻塞、流涕、打喷嚏、咳嗽、头痛、恶寒、发热、脉浮等临床表现为特征。感冒四季均可发生,尤以冬春两季为多。

感冒因病情的轻重及感邪的不同,又有伤风、冒风、冒寒、重伤风、时行感冒等名称。病情轻者多为感受当令之气,称为伤风、冒风、冒寒;病情重者多为感受非时之邪,称为重伤风。在一个时期内广泛流行、病情类似者,称为时行感冒。

西医学的普通感冒、流行性感冒及其他上呼吸道感染而表现为感冒征候者,均可参照本病进行辨证论治。

➤ **病因**

感冒多数是由于机体免疫力低下,并感染了病毒或细菌引起的。各种导致全身或呼吸道局部防御功能降低的原因,如气候突变、着凉、过度劳累等可使原已存在于上呼吸道的或从外界侵入的病毒或细菌迅速繁殖,从而诱发感冒。老幼体弱者、免疫功能低下或是患有慢性呼吸道疾病的患者尤其易患感冒。

70%~80%的感冒是由病毒感染引起的,包括鼻病毒、冠状病毒、腺病毒、流感和副流感病毒、呼吸道合胞病毒、埃可病毒、柯萨奇病毒等;另有20%~30%的感冒是由细菌感染引起的,细菌感染可直接感染或继发于病毒感染之后,其中以溶血性链球菌为最常见,其次为流感嗜血杆菌、肺炎球菌、葡萄球菌等。

➤ **病机**

从中医病机来讲,本病的基本病机特点为外感六淫,时行疫毒,乘人体御邪能力不足之时,侵袭肺卫皮毛,致使肺失宣肃,卫表失和而为病。其病位在肺。

➤ **诊断要点**

感冒临床表现以卫表及鼻咽部症状为主,可见鼻塞、流涕、频频打

外感六淫、疫毒之邪 { 风寒外束,邪郁于肺,肺气失宣
风热犯表,邪热犯肺,肺失清肃
暑湿伤表,卫表失和,肺气不清 } 肺失宣肃 } 感冒

劳作过度,耗伤正气 → 气虚卫弱
素体阴虚,内外相引 → 阴亏津少 } 复感外邪,无力驱邪 } 卫表失和

喷嚏、咽痒、咽痛、周身酸楚不适、恶风或恶寒,或有发热等。

时行感冒多呈流行性,在同一时期发病人数剧增,且病症相似,多突然起病,恶寒、发热(多为高热)、周身酸楚、疲乏无力,病情一般较普通感冒为重。

感冒病程一般为3~7日,普通感冒一般不传变,时行感冒少数可传变入里,变生他病。感冒四季皆可发病,而以冬、春两季为多。

临床上对于感冒患者的常规检查内容包括：血常规、细菌学检验、痰液细菌培养、药敏试验。一般可通过血常规检查鉴别是病毒感染还是细菌感染:

◇ 细菌感染多见血白细胞增高,胸部X线大多无明显异常。

◇ 病毒性感染见白细胞计数正常或偏低,淋巴细胞比例升高。

对于感冒伴有胸闷、心悸者,需要及时做心电图检查以防并发心肌炎。如果感冒高热不退,且伴有剧烈头痛的患者,应及时做脑脊液等检查以排除脑炎等病变。

 感冒的辨证论治

➤ **辨证要点**

感冒辨证一般属于表实,须根据症情,辨别病邪性质,区分风寒、风热和暑湿兼夹之证。体虚感冒须注意邪正虚实主次关系。

辨别风寒与风热

应从寒热情况、有无汗出、咽喉部红肿情况并结合舌脉特点来辨别。风寒感冒者恶寒重于发热,无汗,咽喉不肿或淡红微痛,舌苔薄白,脉浮紧;风热感冒者发热严重,恶风,汗出不畅,咽喉乳蛾红肿疼痛,舌苔薄黄,舌边尖红,脉浮数。

辨别暑热与暑湿

夏暑季节所患感冒称为暑月感冒,应注意区分暑热与暑湿之邪的偏重。暑热偏重以身热、烦渴、小便短赤、苔黄、脉数为特点;暑湿偏重以头重、身困、脘痞、泛恶、便溏、苔腻、脉濡为特点。

体虚感冒辨别邪正虚实的主次

体虚感冒是指体虚之人反复感冒,或感冒之后迁延不愈。重点在于辨别邪正虚实的主次,是以邪实为主,还是以正虚为主。若以恶寒发热、咳嗽喷嚏、头身疼痛等为主要症状,则以邪实为主,正虚为次;若以气短乏力、面色无华、头晕、脉细无力等为主要症状,则以正虚为主,邪实为次。

➤ 治疗原则

治疗感冒应从表而解,遵循解表达邪的治疗原则。但须依据证型不同采用适宜的治法。风寒之证以辛温发汗;风热之证以辛凉清解;暑湿之证以清暑祛湿解表之法。体虚感冒的治疗则不可过于辛散而单纯祛邪,亦不可强发其汗重伤正气,应当扶正达邪,并在疏散药中酌加扶正之品;若是寒热错杂,可采取温清并施;若有并发症和夹杂症,则随证处理。

➤ 分证论治

表实感冒
风寒束表
【主症】 恶寒重,发热轻,无汗,头痛,肢节酸痛。

【兼次症及舌脉】 鼻塞声重,或鼻痒喷嚏,时流清涕,咽痒,咳嗽,痰吐稀薄色白,口不渴或可喜热饮,舌苔薄白而润,脉浮或浮紧。

【病机要点】 风寒外束,肺气不宣。

【治法】 辛温解表。

【主方】 荆防败毒散加减。

风热犯表

【主症】 身热较著,微恶风,汗出不畅,头胀痛,咽喉红肿疼痛。

【兼次症及舌脉】 面赤,咳嗽,痰黏或黄,咽干,鼻塞,流黄浊涕,口干欲饮,舌苔薄白微黄,舌边尖红,脉浮数。

【病机要点】 风热犯表,肺失清肃。

【治法】 辛凉解表。

【主方】 银翘散。

暑湿伤表

【主症】 身热,微恶风,汗少,肢体酸重或疼痛,头昏重胀痛。

【兼次症及舌脉】 咳嗽痰黏,鼻流浊涕,心烦口渴,或口中黏腻,渴不多饮,胸闷脘痞,泛恶,腹胀,大便溏,小便短赤,舌苔薄黄而腻,脉濡数。

【病机要点】 暑湿伤表,肺气不清。

【治法】 清暑祛湿解表。

【主方】 新加香薷。

体虚感冒

气虚感冒

【主症】 恶寒较甚,发热,无汗,气短懒言,反复易感。

【兼次症及舌脉】 头痛身楚,咳嗽痰白,咯痰无力,平素神疲体弱,舌淡苔白,脉细而无力。

【病机要点】 气虚卫弱,无力达邪。

【治法】 益气解表。

【主方】 参苏饮。

阴虚感冒

【主症】 身热,微恶风寒,心烦,口干。

【兼次症及舌脉】 少汗,头晕,干咳少痰,舌红苔少,脉细数。

【病机要点】 阴亏津少,表卫失和。

【治法】 滋阴解表。

【主方】 葳蕤汤加减。

➢ **常用中成药**

（1）正柴胡饮颗粒:表散风寒,解热止痛,适用于外感风寒初起,表寒轻证。

（2）连花清瘟颗粒:清瘟解毒,宣肺泄热,适用于时行感冒热毒犯肺证。

（3）双黄连口服液:疏风解表,清热解毒,适用于感冒风热犯表证。

（4）抗病毒口服液:清热祛湿,凉血解毒,适用于风热感冒、时行感冒。

（5）藿香正气软胶囊:解表化湿,理气和中,适用于夏月感冒暑湿伤表证。

（6）玉屏风颗粒:益气,固表,止汗,适用于体虚易感、气虚感冒。

➢ **单方验方**

（1）紫苏叶6克,生姜12克,煎煮代茶饮。

（2）鲜橘皮10克（干品5克）,生姜6克,大枣10枚,煎煮代茶饮。

（3）桑叶5克,菊花5克,苦竹叶30克,白茅根30克,薄荷3克,煎煮代茶饮。

（4）竹叶15克,柴胡15克,水煎服。每日3次,每日1剂。

（5）鲜藿香30克,鲜佩兰30克,鲜薄荷30克,开水冲泡10分钟,趁热饮用,频泡频饮。

（6）香薷10克,厚朴5克,白扁豆5克,冲泡代茶频饮。

（7）黄芪15克,白术9克,防风12克,水煎服。每日2次,每日1剂。

> 用药注意事项

感冒治疗期间须注意药物煎服之法,汤剂煮沸5~10分钟即可,过煮会降低药物疗效。趁热温服,服药后避风寒,微发汗,或进食热粥、米汤之类以助药力发挥;汗出后应避风,以防复感。同时,应依据感冒类型的不同合理选用对症治法。时行感冒多由病毒感染引起,须采用抗病毒药物对症治疗,忌用抗生素;若是由细菌感染引起的感冒,则选用合适的抗生素来治疗。另外,时行感冒常伴有发热、头痛等症状,使用安乃近之类的解热镇痛药时,大剂量会使水分散失过多,导致患者虚脱,所以体虚的时行感冒患者不适用,阴虚型的患者更不适用。

> 预后转归

一般而言,感冒预后多属良好,病程短而易愈;少数患者误治失治,或感受时行毒疫深重,或肺系素有蕴热,或年老体虚,易变生其他疾病。如热毒蕴结咽喉,形成乳蛾、乳痈,肿痛化脓;邪热壅肺,清肃失司,肺气上逆,导致咳嗽,喘证;外邪入里,变生火热,内博于心,耗伤心阴,则可并发心悸、胸痹;热势鸱张,扰动神明,发生神昏痉厥;邪盛正损,甚则出现汗出如油,神疲肢冷,脉微欲绝的虚脱,危及生命。

 感冒患者的饮食指导

> 饮食原则

感冒患者多有发热、汗出等症状,或因服解表药后汗出较多,故需注意及时补充水分。足量的水分能稀释血液中的毒素,加速代谢物的排泄,减轻感冒的症状,使病程缩短。可多饮用酸性果汁,如山楂汁、猕猴桃汁、红枣汁、鲜橙汁、西瓜汁等,促进胃液分泌,增进食欲。

感冒患者多有食欲不振、消化不良等现象,应以清淡稀软饮食为主,利于消化吸收。可选易消化的流质饮食,如菜汤、稀粥、蛋汤、蛋羹、牛奶等。宜少量多餐。如果是退烧后食欲较好,可改半流质饮食,如面片汤、玉米面粥、菜泥粥、蛋花粥等。

饮食应注意清淡、少油腻,既满足营养的需要,又增进食欲。可供给白米粥、小米粥、小豆粥、配合大头菜、榨菜等小菜,以清淡、爽口为宜。

多食用富含维生素C、维生素E及胡萝卜素的食物,如西红柿、苹果、葡萄、枣、草莓、橘子、西瓜及牛奶、鸡蛋等,均可在一定程度上预防感冒,也有助于感冒的痊愈。

感冒患者在饮食方面应注意,忌油腻、辛辣、甜腻、咸寒的食物,烧烤、煎炸之品,辣椒粉、咖喱粉等刺激性较强的调味品,以及浓茶、咖啡、酒类等易起到兴奋的食物,以免影响药效的发挥,影响病程及疾病的痊愈。

> **➤ 常用食疗方**

(1)生姜红糖饮:生姜15克,洗净后切片,放入锅内,加水煮开5分钟,再加入红糖适量煮1分钟即可。趁热饮用,饮用后不要马上外出,以避风寒,在室内休息为宜。

(2)葱白粥:新鲜连根葱白15~20根,洗净后切段,待用;粳米60克煮粥,待米半生半熟时,加入葱白,同煮为粥。受寒重者,可加入淡豆豉10~15克同煮,作早餐或晚餐食用。

(3)紫苏粥:粳米50克,紫苏叶、白糖各适量。粳米50克煮粥,取适量紫苏叶另煎汤调入即成。食用时可加入少量白糖调味,每日2

次。有解表健胃的功效。

（4）银花饮：银花30克，山楂10克，加水适量煎煮，3分钟后取汁液1次，再加水适量煎煮1次，将两次的汁液混合，加入蜂蜜250克，搅拌均与即可。每日3次或随时饮用。

（5）薏苡仁赤小豆粥：薏苡仁碾成细粉，待用；赤豆30克煮熟，加入大米50克再煮，煮至将熟时，加入薏苡仁粉煮1~2分钟即可。每日早、晚食用。

（6）香薷扁豆茶：香薷9克，白扁豆12克（炒黄、捣碎），陈皮3克，荷叶6克，共水煎，加白糖适量调味，代茶饮。

（7）绿豆冬瓜饮：绿豆100克，充分浸泡；冬瓜150克，洗净后切块；绿豆与冬瓜同煮，待绿豆煮烂后可加入适量冰糖调味。凉服，每日1~2次。

 感冒患者的生活运动调摄

➤ **生活调摄**

患感冒要注意多休息，减少不必要的活动，发热患者需卧床休息。尽量避免去人口密集的公共场所，以防止传染。根据气候条件，适当增减衣物，冬春季节注意防寒保暖，盛夏季节不可贪凉露宿。室内空气保持流通、新鲜，且不要使室内空气过于干燥。

时行感冒具有传染性，要注意室内空气的消毒，可用食醋熏蒸法，按每立方米空间用食醋5~10毫升的比例，加水1~2倍，稀释并加热熏蒸2小时左右，每天或隔天1次，作空气消毒。

➤ **运动调摄**

适当的运动锻炼可加速机体的新陈代谢，使全身气血循环通畅,从而提高机体免疫力,有抵御外邪的能力,在一定程度上预防感冒。应保证每日有1小时左右的有氧运动时间,如慢跑、散步、太极拳等。运动须依据个人年龄及身体条件选择适宜的项目及运动量,循序渐进。

导引养生功法

导引养生功法是以中医学脏腑经络学说、阴阳五行学说、气血理论为指导,把导引与养生,肢体锻炼与精神修养融为一体的功法。经常练习能有助于改善人体的气血循环,疏通经络,调节脏腑功能,强壮筋骨,进而提高机体的御邪能力。

➤ 传统保健方法

耳穴贴压疗法

耳穴贴压疗法通过刺激耳部对应穴位,起到预防疾病、改善症状、调理机体的作用。耳穴疗法可以调动机体防御功能,对反复感冒或持续感冒有较好疗效。体虚易感者,或感冒流行期间,取肺、脾、肾上腺等穴用王不留行贴压,或按摩双耳屏区、耳尖区,可以预防感冒发生。

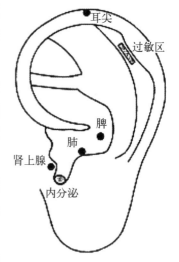

此外,推拿、针灸、穴位敷贴等对于感冒的预防及治疗也有良好的疗效,可改善相应的症状,调节人体的新陈代谢与循环,提高机体的免疫力,从而达到扶正祛邪,抵御外邪的目的。但是,无论是选取哪一种疗法,都必须明确辨证,并采用适宜的手法,以达到更好的治疗效果。

互动学习

1.判断题

（1）感冒发病快，所以都是表证。 （　　）

（2）感冒要多运动，大汗淋漓为最佳。 （　　）

（3）风寒感冒表现为流清涕、咽痒；风热感冒表现为流浊涕、咽痛。 （　　）

2.多选题

（1）体虚感冒的分型包括（　　　）。

   A.气虚感冒　　B.阴虚感冒　　C.暑湿感冒　　D.风寒感冒

（2）感冒患者忌用食下列食物中的（　　　）。

   A.辛辣食物　　B.甜腻食物　　C.水果　　　　D.烧烤类食物

参考答案

1.判断题：（1）×；（2）×；（3）√。

2.多选题：（1）AB；（2）ABD。

推荐书目

陈湘君等.2013.中医内科学.上海：上海科学技术出版社.

路新国,刘煜等.2011.中国饮食保健学.北京：中国轻工业出版社.

刘寿永,蒋莉莉等.1994.百病中医药膳疗法.北京：学苑出版社.

第三章 咳 嗽

 简明学习

咳嗽是指肺失宣降,肺气上逆作声,咯吐痰液的一类疾病。有声无痰为咳,有痰无声为嗽,一般难以截然分开。咳嗽可分为外感咳嗽和内伤咳嗽,外感咳嗽包括风寒、风热、风燥咳嗽,内伤咳嗽包括痰湿蕴肺、痰热郁肺、肝火犯肺、肺阴亏耗。治疗上外感咳嗽多祛邪利肺,分别予以疏风、散寒、清热、润燥治法;内伤咳嗽多属邪实正虚,治疗上扶正祛痰,按虚实的主次标本兼顾。咳嗽患者平素应养成良好的饮食、生活习惯,饮食以清淡为主,严禁食用与发病有关的食物,配合传统保健方法,以期达到缓解、治愈疗效。

 咳嗽的中医诊断

➤ 概述

咳嗽是指肺失宣降,肺气上逆作声,咯吐痰液,为肺系疾病的主要证候之一。有声无痰为咳,有痰无声为嗽,一般多为痰声并见,难以截然分开,故以咳嗽并称。

咳嗽病名最早见于《黄帝内经》,其中对咳嗽的成因、症状、证候分类、病理转归及治疗等问题作了较系统的论述。明朝张介宾将咳嗽分为外感咳嗽、内伤咳嗽两大类。

咳嗽既可以独立为病,也可为多种其他肺系疾病的一个症状。现代医学中急慢性支气管炎、肺炎、部分支气管扩张症、急慢性咽炎等可参考本篇辨证论治。

➤ 病因

咳嗽是一种防御性动作,通过咳嗽可以清除呼吸道分泌物及气管内异物。正常支气管黏膜腺体和杯状细胞只分泌少量黏液,以保持呼吸道黏膜的湿润。当呼吸道发生炎症时,黏膜充血、水肿,黏液分泌增多,毛细血管壁通透性增加,浆液渗出。此时含红细胞、白细胞、巨噬细胞、纤维蛋白等渗出物与黏液、吸入的尘埃和某些组织破坏物混合成痰,随咳嗽排出。

呼吸道疾病

当鼻黏膜至小支气管整个呼吸道黏膜受到刺激时,均可引起咳嗽。如咽喉炎、喉结核、喉癌等引起干咳,气管-支气管、支气管扩张、支气管哮喘及各种物理、化学、过敏因素对气管、支气管的刺激,肺部支原体或寄生虫感染,肺部肿瘤均可引起咳嗽咳痰。

胸膜疾病

如各种原因所致的胸膜炎、胸膜间皮瘤、自发性气胸或胸腔穿刺均可引起咳嗽。

心血管疾病

左心衰竭可引起肺瘀血或肺水肿。因肺泡及支气管内有浆液性或血性渗出物,可引起咳嗽。

中枢神经因素

从大脑皮质发出冲动传至延髓咳嗽中枢,可反射性引起咳嗽。如皮肤受冷刺激时可反射性引起咳嗽。患脑炎、脑膜炎时也可出现咳嗽。

其他原因所致慢性咳嗽

其他原因如习惯性及心理性咳嗽、胃食管反流病等,可导致慢性咳嗽。

> **病机**

中医病机将咳嗽分为外感、内伤两大类。外感咳嗽由六淫外邪侵袭肺系引起,而内伤咳嗽为脏腑功能失调,内邪干肺所致。不论邪从外入,或自内而发,均可引起肺失宣肃,肺气上逆作咳。

咳嗽病变主脏在肺,与肝、脾有关,久则及肾。外感咳嗽属于邪实,有风寒袭肺、风热犯肺、风燥伤肺之分,且可发生演变转化。如风寒化热、风热灼津化燥、肺热蒸液成痰等。内伤咳嗽属邪实与正虚并见,病理因素主要为"痰"与"火"。痰有寒热之别,火有虚实之分;痰火可互为因果;虚实之间有先后主次的不同。他脏及肺者,多因实致虚。如肝火犯肺,气火炼液为痰,灼伤肺津。痰湿犯肺者,久延则肺脾气虚,气不化津,痰浊更易滋生。甚则病及于肾,不能主气、纳气。肺脏自病者,多因虚致实。如肺阴不足,阴虚火炎,灼津为痰;肺气亏虚,气不化津,津聚成痰。

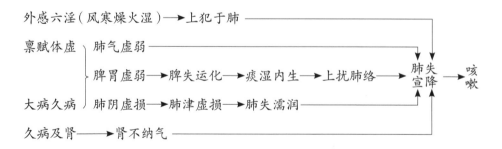

> **诊断要点**

◇ 咳逆有声,咯吐痰液或伴咽痒。
◇ 外感咳嗽,起病急,可伴有发热恶寒等表证;内伤咳嗽,每因外感反复发作病程较长,咳而伴喘。
◇ 急性期,周围血白细胞总数和中性粒细胞增多。
◇ 听诊可闻及两肺呼吸音增粗,或伴散在干湿性啰音。
◇ 肺部X线摄片检查正常、肺纹理增粗或有相应表现。

 咳嗽的辨证论治

> **辨证要点**

辨外感内伤

外感咳嗽,多为新病,起病急,病程短,常伴恶寒、发热、头痛等肺卫表证,注意分清病邪性质。内伤咳嗽,多为久病,常反复发作,病程长,可伴其他脏腑见证,应分清标本缓急主次。

辨咳的特点

应从咳的声音、节律、时间及加重因素辨别。若咳而急剧,咽痒则咳者,多为外感风寒或风热引起;若咳声嘶哑,病势急而病程短者,为外感风寒或风热,病势缓而病程长者为阴虚或气虚;咳声粗浊者多为风热或痰热伤津所致;早晨咳嗽阵发加剧,咳嗽连声重浊,痰出咳减者,多为痰湿或痰热咳嗽;午后、黄昏咳嗽加重,或夜间有单声咳嗽,咳声轻微短促者,多属肺燥阴虚。

辨痰的特点

辨痰是要注意痰的色、质、量、味等。咳而少痰者多属燥热、气火、阴虚；痰多者常属湿痰、痰热、虚寒；痰白而稀薄者属风、属寒；痰黄而稠者属热；痰白质黏者属阴虚、燥热；痰白清稀透明呈泡沫样者属虚、属寒；咯吐血痰者多为肺热或阴虚；脓血相兼者为痰热瘀结成痈之候；咳嗽咯吐粉红色泡沫痰，咳而气喘，呼吸困难者，多属心肺阳虚，气不主血；咳痰有热腥味或腥臭气者为痰热；味甜者属痰湿，味咸者属肾虚。

辨证结合辅助检查

引起咳嗽的原因复杂，病证很多，对于病程短的外感咳嗽或内伤咳嗽因外感引发短期内加剧者，常见于急性支气管炎、上呼吸道感染、肺炎、花粉异物过敏、慢性支气管炎继发感染等疾病，对于慢性咳嗽时作时止，伴痰血胸痛者常见于慢性支气管炎、慢性咽炎、肺结核、肺癌等。临证可结合病史、体检情况进行血常规及嗜酸性粒细胞、红细胞沉降率、痰涂片、痰培养、胸部X线片等检查，必要时可做CT、核磁共振、支气管镜或有关过敏原检测，以协助诊断与鉴别诊断。

➤ 治疗原则

外感咳嗽属实，治当祛邪利肺，按病邪性质分别予以疏风、散寒、清热、润燥治法。内伤咳嗽，多属邪实正虚，治以祛邪止咳，扶正驱邪，按虚实的主次标本兼顾治疗。

➤ 分证论治

外感咳嗽
风寒犯肺

【主症】 咳嗽声重，呼吸急促，咽痒，咯痰稀薄色白。

【兼次症及舌脉】 鼻塞，喷嚏，流清涕，头痛，肢体酸楚，或见恶寒发热，无汗等表证，舌苔薄白，脉浮或浮紧。

【病机要点】 风寒袭表,肺气失宣。

【治法】 疏风散寒,宣肺止咳。

【主方】 三拗汤合止嗽散加减。

风热犯肺

【主症】 咳嗽频作,气粗,咳声嘶哑,喉燥咽痛,痰黏稠或黄难咯,咳时汗出。

【兼次症及舌脉】 鼻塞流黄涕,口渴,头身痛,或见恶风,身热等表证,舌苔薄黄,脉浮数或浮滑。

【病机要点】 风热犯肺,肺失清肃。

【治法】 疏风清热,宣肺止咳。

【主方】 桑菊饮。

风燥伤肺

【主症】 干咳,呛咳,咽喉干燥痛痒,唇鼻干燥,无痰或痰少而黏连成丝,不易咯出,或痰中带血丝。

【兼次症及舌脉】 初起或伴鼻塞、头痛、微寒、身热等表证,舌质红干而少津,苔薄白或薄黄,脉浮数或小数。

【病机要点】 风燥伤肺,肺失清肃。

【治法】 疏风清肺,润燥止咳。

【主方】 桑杏汤。

内伤咳嗽

痰湿蕴肺

【主症】 咳嗽反复发作,咳声重浊,痰多,因痰而嗽,痰出咳平,痰黏腻或稠厚成块,色白或带灰色,每于早晨或食后则咳甚痰多。

【兼次症及舌脉】 进甘甜油腻食物加重,胸闷,脘痞,呕恶,食少,体倦,大便时溏,舌苔白腻,脉象濡滑。

【病机要点】 痰湿蕴肺,壅遏肺气。

【治法】 燥湿化痰,理气止咳。

【主方】 二陈平胃散合三子养亲汤。

痰热郁肺

【主症】 咳嗽气息粗促,或喉中有痰声,痰多质黏厚或稠黄,咯吐不爽,或有热腥味,或吐血痰。

【兼次症及舌脉】 胸胁胀满,咳时引痛,面赤,或有身热,口干而黏,欲饮水,舌质红,舌苔薄黄腻,脉滑数。

【病机要点】 痰热壅肺,肺失肃降。

【治法】 清热肃肺,豁痰止咳。

【主方】 清金化痰汤。

肝火犯肺

【主症】 上气咳逆阵作,咳时面赤,咽干口苦。

【兼次症及舌脉】 常感痰滞咽喉而咯之难出,量少质黏,或如絮条,胸胁胀痛,咳时引痛。症状可随情绪波动而增减。舌红或舌边红,舌苔薄黄少津,脉弦数。

【病机要点】 肝郁化火,上逆侮肺。

【治法】 清肺泻肝,顺气降气。

【主方】 黛蛤散合加减泻白散。

肺阴亏耗

【主症】 干咳,咳声短促,或痰中带血丝,或声音逐渐嘶哑,口干咽燥。

【兼次症及舌脉】 午后潮热,颧红,盗汗,口干,日渐消瘦,神疲,舌质红、少苔,脉细数。

【病机要点】 肺阴亏虚,虚热灼肺,肺失润肃。

【治法】 滋阴润肺,化痰止咳。

【主方】 沙参麦冬汤。

➢ 常用中成药

（1）急支糖浆：清热化痰宣肺止咳,适用于风热咳嗽。

（2）清气化痰丸：清肺化痰,适用于痰热郁肺。

（3）蜜炼川贝枇杷膏：清热润肺,止咳平喘,理气化痰,适用于肺燥之咳嗽。

（4）强力枇杷露：养阴敛肺，止咳祛痰，适用于支气管炎咳嗽、外感风热所致的咳嗽。

（5）补肺活血胶囊：益气活血，补肺固肾，适用于肺心病（缓解期）属气血虚瘀证。

（6）橘红痰咳液：理气祛痰，润肺止咳，适用于感冒，咽喉炎引起的痰多咳嗽，气喘。

➤ 单方验方

（1）紫苏、杏仁、生姜、红糖各10克，水煎服。

（2）苦杏仁6~10克，生姜3片，白萝卜100克，水煎服。

（3）橘红60克，生姜30克，蜂蜜250克，水煎服。

（4）生姜10克，饴糖适量，水煎服或代茶饮。

（5）葱白5~10根，淡豆豉10克，苏梗或陈皮3克，红糖适量，水煎服或代茶饮。

（6）鲜橄榄4枚，冰糖15克，代茶饮。

（7）金银花20克，薄荷5克，蜜糖少量，水煎服或代茶饮。

➤ 用药注意事项

急性、亚急性咳嗽在临床上十分常见。急性咳嗽可由多种病因所致，治疗的关键是积极有效的针对病因治疗，如有呼吸道急性感染，则积极合理地使用抗感染治疗；如无明显感染者，一般短期使用化痰、解痉止咳药物，即可缓解。

值得一提的是镇咳药物的使用。咳嗽是人体排泄痰液的正常反应，当痰多时不应镇咳以免痰液排泄不畅，影响感染控制，延长病程。当痰液减少或干咳，或因咳嗽频繁而严重影响生活、工作和睡眠时，方可予以镇咳治疗。但中枢性镇咳药物如可待因等，由于具有成瘾性,也应慎用。

> 预后转归

本病转归愈后与正气强弱、身体素质、病位深浅、病情轻重、诊治是否得当等有关。外感咳嗽病位较浅,病情较轻,若及时诊治则容易治愈。但燥与湿二邪较为缠绵。因湿邪困脾,久则脾虚而致积湿生痰,转为内伤之痰湿咳嗽。燥伤肺津,久则肺阴亏耗,成为内伤阴虚肺燥之咳嗽,故方书中有"燥咳每成痨"之说。若迁延失治、误治,反复发作,损耗正气,则可转为内伤咳嗽。内伤咳嗽多为慢性,反复发作,其病较深,治疗难取速效。久咳必伤及脾和肾,所谓肺不伤不咳,脾不伤不久咳,肾不伤不喘,病久则咳喘并作。部分患者病情逐渐加重,甚至累及于心,最终导致肺、心、脾、肾诸脏皆虚,痰浊、水饮、气滞、瘀血互结而演变为肺胀。

 咳嗽患者的饮食指导

中医认为:"脾为生痰之源,肺为贮痰之器。"痰浊的形成与饮食密切相关。饮食不节,损伤脾胃,以致运化失常,化生痰浊,积聚于内,故少食肥腻之品可减少痰浊,而清淡利湿之物能健脾益气,去湿消痰。

> 饮食原则

咳嗽患者应多喝水,除满足身体对水分的需要外,充足的水分可帮助稀释痰液,使痰易于咳出,并可增加尿量,促进有害物质的排泄。

饮食当以新鲜蔬菜为主,如冬瓜、竹笋、藕等,适当吃些豆制品,荤菜量应减少,可食少量瘦肉或禽、蛋类食品。水果可给予枇杷、梨、柿子、苹果、藕、柑橘等,量不必多。

平日吃补品者,咳嗽加剧时应停服补品,以免"闭门留寇",使咳嗽难愈。应忌食冷饮等寒凉的食物、花生、瓜子等含油脂较多的食物,以及酸辣的食物,以免刺激咽喉部,诱发咳嗽发作,或滋生痰液,使咳嗽加重。要忌食鱼腥虾蟹,这类食物的腥味会刺激呼吸道或是对这类蛋白过敏,而引起咳嗽。

除此之外,吃得太咸或太甜,也易诱发咳嗽或使咳嗽加重,因此饮食应清淡。烹调时也要尽量避免煎、炸的烹饪方式,以免助湿助热,滋生痰液,使咳嗽难以痊愈。

> 常用食疗方

（1）银耳5克,用冷开水浸泡1小时后撕碎,加入冰糖30克,炖熟,每晚临睡前服用。

（2）梨、川贝母各3克,冰糖少量,一同放入容器中蒸20分钟,一次食完。

（3）红萝卜150克,红枣12克,加水3碗,煮取1碗。1日1剂,随意饮用。

（4）落花生50克(不去红衣),怀山药30克,捣碎后与粳米100克煮粥,粥熟后加入冰糖适量调味,佐餐食。

（5）丝瓜花10克,洗净后放入杯中,以沸水冲泡,盖上盖浸10分钟,再调入蜂蜜适量,趁热顿服,每日3次。

 咳嗽的生活运动调摄

> 生活调摄

咳嗽患者应避免进食过饱和睡前进食,少喝咖啡,禁烟酒。要多饮水,最好是温开水,有利于痰液稀释。痰多者鼓励患者咳出,痰液黏稠难出者,可予化痰药雾化吸入,同时用力咳嗽。咳嗽无力者,可采用翻身拍背之法,从肺底部向上拍打,反复进行,采取坐位或久病卧床者采用半卧位更有利于排痰。

注意室内通风,避免接触香烟、蚊香、油漆、粉尘等可能诱发咳嗽的吸入性物质。外出需保暖,如遇雾霾天气,一定要佩戴口罩。

慢性咳嗽患者往往对长期病痛存在恐惧心理,害怕气温变化及寒冷空气刺激而使病情复发,有的甚至存在消极心理,对生活失去信心,所以亲属的关心和耐心细致的照料是十分重要的。应细心观察患者的心理变化,帮助患者树立战胜疾病的信心,不急不躁,调畅情志,保持良好心态,从而积极配合治疗,争取早日康复。

➤ 运动调摄

咳嗽患者应适当进行体育锻炼,并尽量选择不太激烈的运动项目,如体操、太极拳、散步、慢跑等,有利于改善呼吸系统功能,增强对寒冷和疾病的抵抗力。但要注意掌握运动量的大小,不可过于剧烈。

➤ 传统保健方法

穴位按摩、敷贴、埋线等疗法,以及艾灸、拔罐、耳针等都具有治疗咳嗽的作用。但必须辨证取穴,并采用不同手法,才能取得较好的疗效。

穴位按摩疗法
按部位按摩
胸背部:仰卧位,揉天突、檀中、中府,每穴1分钟,再沿肋弓分推两胁肋部5~10遍。俯卧位,推风门、肺俞,每穴1分钟。
四肢部操作:坐位,推尺泽、太渊,每穴2~3分钟,再按揉列缺、外关、合谷,每穴 1~2 分钟。

辨证按摩

风寒咳嗽:点按风池、风府,每穴 2~3 分钟,以局部酸胀向周围扩散为宜;擦背部膀胱经,以透热为度,拿肩井 3 分钟,使头、胸部有轻快感觉为宜。

风热咳嗽:推、搓大椎、肺俞及背部压痛点,每穴 3 分钟;按揉曲池、合谷,每穴 3 分钟;拿肩井 2 分钟。

痰湿咳嗽:按揉手三里、丰隆,每穴 3 分钟;推、抹前胸与胁肋部 2~3 分钟;按揉章门 2 分钟,以呼吸道畅通,咳出黏痰为度。

痰火咳嗽:推天柱、肩井,每穴 1 分钟;重按太冲。

穴位贴敷疗法

农历三伏天,阳光温煦,天气炎热,人体阳气旺盛,皮肤腠理完全开泄,此时为祛散寒气、冬病夏治的最佳时机。应用特制的中药药膏(如取白芥子、细辛、延胡索等分别研末,以凡士林调膏)敷贴于人体特定的穴位上,使所贴药物很容易由皮肤渗入经络穴位,通过经络气血直达病所,对相应的脏腑起到扶正祛邪的疗效,从而改善机体反应性,提高机体免疫力,增强人体正气,减少冬天发病次数,达到标本兼治的目的。

治疗因感冒、支气管炎等肺系疾病引起的咳嗽,可取定喘、肺俞、膻中等穴,通过贴药对肺经上穴位长时间的刺激肺气得以宣发肃降,气机通畅,气不上逆咳嗽痊愈。

 互动学习

1. 判断题

(1)发现咳嗽时应当立即镇咳。　　　　　　　　(　　　)

(2)咳嗽时可多食补品以提高免疫力。　　　　　(　　　)

（3）咳嗽病变主脏在肺，与肝、脾、肾有关。　　　　　（　　）

2. 多选题

（1）咳嗽的中医病机特点是（　　）。

A. 肺失宣肃　　　B. 肝失疏泄　　　C. 肺气上逆　　　D. 肺气亏虚

（2）咳嗽患者应忌食（　　）等。

A. 酒　　　　　B. 虾　　　　　C. 藕　　　　　D. 咖啡

参考答案

1. 判断题：（1）×；（2）×；（3）√。

2. 多选题：（1）AC；（2）ABD。

推荐书目

周仲瑛等. 2007. 中医内科学. 北京：中国中医药出版社.

邵金凤，王晖等. 2010. 呼吸系统的中医调摄. 武汉：湖北科学技术出版社.

陆再英，钟南山. 2007. 内科学. 北京：人民卫生出版社.

第四章 哎 喘

 简明学习

哮喘是一种发作性的痰鸣气喘疾患。发时喉中有哮鸣声,呼吸气促困难,甚则喘息不能平卧。哮喘通常为宿痰伏肺,每因外邪、饮食、劳倦等诱因引动而触发,以致痰壅气道,肺气宣降功能失常。根据寒热虚实的不同,可分为冷哮、热哮、痰哮、肺气亏虚、脾气亏虚、肺肾阴虚、脾肾阳虚七型。发作期以祛风化痰为主要治则,缓解期以补益肺脾肾为主,兼以化痰。哮喘患者平素应养成良好的饮食、生活习惯,配合传统保健方法,以期达到缓解、治愈的效果。

 哮喘的中医诊断

➤ 概述

哮喘是一种发作性的痰鸣气喘疾病。发作时喉中有哮鸣声,呼吸气促困难,甚则喘息不能平卧。《黄帝内经》上并没有关于本病的记载,但《金匮要略》有症状、病因病机的相关记载,明确指出发作时"咳而上气,喉中水鸡声"的特征,并从病理上将其归属于痰饮病中的"伏饮"

证，还创制小青龙汤、射干麻黄汤等多首著名的治疗方剂。直至元代朱丹溪《丹溪心法》一书始以"哮喘"作为独立的病名成篇。

西医学支气管哮喘、嗜酸性细胞增多症等疾患引起的哮喘均可参照本篇辨证论治。

➢ 病因

目前已知诱发支气管哮喘的原因包括：

（1）过敏因素：有30%～40%的支气管哮喘者可查出过敏原，尘螨、猫和狗的皮垢、霉菌、花粉、牛奶、禽蛋、蚕丝、羽毛、飞蛾、棉絮、真菌等都是重要的过敏原。

（2）非特异性理化因子：如吸入烟、尘和植物油、汽油或油漆等气味以及冷空气，可刺激支气管黏膜下的感觉神经末梢，反射性地引起迷走神经兴奋和咳嗽，在气道高反应的基础上导致支气管平滑肌痉挛。

（3）气候因素：如严寒季节轻易受凉而导致呼吸道感染，或天气忽然变化或气压降低，都可激发支气管哮喘发作。

（4）过度劳累：突击性强烈的或长时间的体力劳动，紧张的竞技性运动，均可诱发哮喘。

（5）微生物感染：感冒和上呼吸道感染是最常见的诱因，冬春季节或气候多变时更为明显。呼吸道感染，尤其是病毒感染更易引致小儿哮喘发作。

（6）职业性因素：这方面涉及面广，如制药工业、化工企业中工作的工人，对某些药物或原料过敏，医护人员对某些药物过敏等。

（7）精神因素：情绪波动可以成为诱因，如忧虑、悲伤、过度兴奋，甚至大笑也会导致哮喘发作。

➢ 病机

基本病机："伏痰"（宿痰）内伏于肺，每因外感、饮食、情志、劳倦等诱因而引触,致痰随气升,气因痰阻,痰气搏结,壅塞气道,肺管狭窄,气道挛急,通畅不利,肺气宣降失常,引动停积之痰,而致痰鸣气喘。

病理因素:为痰阻气闭,以邪实为主。痰的产生,由于肺失宣发,或肺不主气,气不布津;脾虚不能运输水精;肾虚不能蒸化水液(阳虚水泛,或虚火灼津)→凝聚为痰,伏藏于肺→宿根(诱因)→哮喘。

病位在肺,关系到脾肾:发作期,主病在肺,以邪实为主;缓解期,病在肺、肾、脾,与五脏六腑皆有关联,以正虚为主。

外邪侵袭,壅阻肺气
饮食不当,聚湿生痰 }━━▶痰壅气道,肺气宣降功能失常━━▶哮喘
体虚病后,遇感触发

➤ 诊断要点

诊断依据

符合下列条件中的(1)~(4)或(4)、(5)条者,可以诊断为支气管哮喘。

(1)反复发作的喘息、呼吸困难、胸闷或咳嗽。这多与接触变应原、冷空气、物理与化学性刺激、病毒性上呼吸道感染、运动等有关。

(2)发作时在双肺可闻及散在弥漫性、以呼气相为主的哮鸣音,呼气相延长。

(3)上述症状可经治疗或自行缓解。

(4)其他疾病所引起的喘息、胸闷和咳嗽。

(5)症状不典型者(如无明显喘息和体征)至少应有下列三项中的一项阳性:

◇ 支气管激发试验或运动试验阳性。

◇ 支气管舒张试验阳性。

◇ 昼夜PEF变异率≥20%。

相关检查

血液检查：血常规示嗜酸性粒细胞可增高，如并发感染可有白细胞总数增高、中性粒细胞比例增高。外源性者血清IgE值增加显著。

痰液检查：如合并呼吸道细菌感染，痰液涂片、细菌培养及药物敏感试验有助于病原菌诊断及指导治疗。痰液涂片可见嗜酸细胞。

呼吸功能检查：发作期有关呼吸流速的全部指标均显著下降，重证哮喘气道阻塞严重，可使$PaCO_2$上升，表现为呼吸性酸中毒。

胸部X线检查：胸部X线或CT检查一般无特殊改变。久病可见肺气肿体征，呈过度充气状态；并发呼吸道感染可见肺纹理增加及炎症性浸润阴影。

皮肤敏感试验：在哮喘缓解期用可疑的过敏原作皮肤划痕或皮内试验，有条件的作吸入激发试验，可作出过敏原诊断。但应注意高度敏感的患者有时可能诱发哮喘和全身反应，甚至出现过敏性休克。试验时须密切观察，及时采取相应处理。

 ## 哮喘的辨证论治

➤ 辨证要点

辨发作期与缓解期

如起病较急，哮喘气促，喉中痰鸣有声，为哮喘发作期；如病延日久，喉中痰鸣已改善或消失，临床以气短息促，体质亏虚症状为主，则属缓解期。

辨寒哮、热哮、痰哮

如哮喘痰白，多起泡沫，形寒怕冷，苔白脉紧，多属冷哮；如哮喘痰黄，黏浊稠厚，身热面赤，苔黄脉数，多属热哮；如哮喘痰涎壅盛，寒热倾向不著，苔厚浊，脉弦紧，多属痰哮。

➤ 治疗原则

发作期以祛风化痰为主要治疗治则,常采用地龙、全蝎、蜈蚣等药祛风,麻黄、紫苏叶等辛散之品宣通肺脏气机;针对气道挛急,缓急熄风止痉,采用蝉蜕、僵蚕、全蝎、蜈蚣等疏风散邪,增强解痉的作用,缓解咽喉气道的痒感;加天南星、竹茹、前胡、枇杷叶、紫菀、杏仁等降气化痰,升降同施,寒温并用,祛风,降气化痰,润肺止咳。

缓解期哮喘治疗以健脾益肺,滋阴养阳为原则,补益肺、脾、肾以恢复脏腑功能,祛风涤痰以去除病原。可选用党参益气补肺,熟地黄、五味子滋肾敛肺,山药健脾渗湿,佐以温补肾阳之品。

➤ 分证论治

发作期

冷哮

【主症】 咳痰清稀色白而多泡沫,喉中哮鸣如水鸡声,呼吸急促,口不渴。

【兼次症及舌脉】 胸膈满闷如塞,咳不甚,或渴喜热饮,形寒怕冷,面色青晦,舌苔白滑,脉弦紧。

【病机要点】 风寒袭肺,肺失宣肃。

【治法】 解表散寒,温肺化饮。

【主方】 小青龙汤加减。

热哮

【主症】 哮喘突发,发热,不恶寒,烦躁不安,口干欲饮,喉中痰鸣如吼,咯痰色黄,黏浊稠厚,咯吐不利。

【兼次症及舌脉】 汗出,面赤,喘而气粗息涌,胸高胁胀,大便秘结,小便黄,舌质红,苔黄腻,脉滑数。

【病机要点】 风热犯肺,肺失宣肃。

【治法】 宣肺降气,定喘化痰。

【主方】 定喘汤加减。

痰哮

【主症】 喉中痰涎壅盛,喘促胸满。

【兼次症及舌脉】 咯痰黏腻难出,或为白色泡沫痰液,无明显寒热倾向,面色青黯。舌苔厚浊,脉滑。

【病机要点】 痰浊壅肺,肺失宣肃。

【治法】 涤痰利窍,降气平喘。

【主方】 三子养亲汤加味。

缓解期

肺气亏虚

【主症】 喉中时有轻度哮鸣,气短懒言,容易出汗,反复感冒。

【兼次症及舌脉】 面白,语声低微,倦怠乏力,舌质淡,苔薄,脉细无力。

【病机要点】 肺气亏虚,肺失宣降。

【治法】 补肺固表。

【主方】 玉屏风散加减。

脾气亏虚

【主症】 喉中时有轻度哮鸣,痰多而咳,食少脘痞,大便稀溏。

【兼次症及舌脉】 面色虚浮少华,倦怠乏力,舌淡,苔白,脉缓无力。

【病机要点】 脾气亏虚,肺失宣降。

【治法】 健脾化痰。

【主方】 六君子汤加减。

肺肾阴虚

【主症】 气短喘急,痰呈泡沫,口燥咽干。

【兼次症及舌脉】 手足心热,失眠多梦,小便黄,大便干,舌红少苔,脉细数。

【病机要点】 肺肾阴虚,肾不纳气。

【治法】 滋阴补肾,纳气平喘。

【主方】 生脉地黄汤加减。

脾肾阳虚

【主症】 气短息促,痰清而稀,腰酸腿软,小便清长,大便溏薄。

【兼次症及舌脉】 身倦畏寒,手足不温,颜面少华,舌淡苔白,脉沉细。

【病机要点】 脾肾阳虚,肾不纳气。

【治法】 温阳补肾,化痰逐饮。

【主方】 金匮肾气丸加减。

➤ 常用中成药

（1）玉屏风散:补益肺脾,适用于哮喘缓解期肺脾气虚型。

（2）蛤蚧定喘胶囊:补肺益肾,适用于哮喘缓解期肺肾两虚型。

（3）平喘丸:清热化痰平喘,主治咳嗽、气喘、痰多、胸闷等症。

（4）橘红丸:止咳化痰平喘,主治咳嗽、痰多气喘等。

（5）哮喘冲剂:降气平喘,主治咳喘气急等。

（6）气管炎丸(片):止咳化痰平喘,主治气管炎、喘咳等症。

（7）艾叶油丸:能直接松弛支气管平滑肌,还有抗过敏、止咳、祛痰的作用,用于治疗支气管哮喘和哮喘型支气管炎。

➤ 单方验方

乌贼骨焙干粉、白糖各适量,混合服用。

➤ 用药注意事项

因哮喘是由一种或多种诱因引起的慢性炎症,治疗时首先应避免或消除诱因对呼吸道的刺激,防止病情加重。感染是诱因之一,哮喘反复发作亦可以出现继发感染,加重呼吸道阻塞,可按痰培养和药敏试验结果,选用敏感抗生素积极控制呼吸道感染;单用或联用支气管扩张药物控制急性发作,缓解哮喘症状;痰稠加重呼吸困难时,可口服或雾化吸入祛痰药物,有利于畅通呼吸道；对中度、重度哮喘应尽快解除支气管痉挛，并可根据病情给予氧疗，纠正缺氧状态。哮喘缓解后，还需进行巩固治疗，防止复发。

➢ 预后转归

哮喘是一种反复发作，缠绵难愈的疾病。部分青少年患者随着年龄的增长，正气渐充，再辅以药物治疗，可以终止发作。中老年及体弱患者，肾气渐衰，发作频繁，则不易根除。

 哮喘患者的饮食指导

➢ 饮食原则

哮喘患者应少吃肥腻的食物，宜食补肺益肾，降气平喘的食物，如老母鸡、乌骨鸡、甲鱼、猪肺等，多食蔬菜、水果，如莲藕、菠菜、刀豆、栗子、核桃、白果、柑橘、枇杷等。平时亦可用冬虫夏草蒸肉、白果炖猪肺，或以山药、桑葚、萝卜、莲子、芡实、薏苡仁煮粥，都有利于减轻症状，增强体质。

食物宜温热，过冷会引起胃肠蠕动减慢，导致消化不良、食欲不振，过热则可引起阵发性咳嗽，从而诱发哮喘。反复发作时，由于机体缺氧，使胃肠蠕动减弱，少量多餐可减轻胃肠负担，细嚼慢咽则更利于消化吸收。

哮喘患者应戒烟、戒酒，忌食过甜、过咸的食物，尽量不吃冷饮和碳酸饮料。严禁食用可能引起过敏的食物，如鱼类、虾、蟹等刺激性食物。

➢ 常用食疗方

（1）养子粥：苏子10克，捣碎成泥，加入粳米50~100克、红糖适量，加水煮粥。早、晚温热食用。

（2）山药泥兑甘蔗汁：鲜山药120克，去皮蒸熟，捣成泥状，兑入甘蔗汁200毫升，和匀后加热服用。1剂分4次服，每日早、晚各服1次，2日服完。

（3）杏仁粥：杏仁6克，去皮研碎，水煎后去渣取汁，加入粳米50克、冰糖适量，加水煮粥。每日2次，温热服食。

（4）杏仁蒸鸭：杏仁15克，白鸭500克，绍酒50克，鸡精20克，加适量清汤蒸煮，调味后蒸熟即可。

（5）豆腐萝卜甜饮：豆腐500克，麦芽糖100克，生萝卜汁1杯，混合后煮开。1日1剂，分早、晚2次服。

 哮喘患者的生活运动调摄

➢ **生活调摄**

哮喘患者应多饮水，以补充由于喘憋、出汗过多而失去的水分。注意保持大便通畅。

尽量避免去人口密集的公共场所，防止呼吸道疾病的传染。根据气候条件，适当增减衣物，冬春季节注意防寒保暖，盛夏季节不可贪凉露宿。室内空气保持流通、新鲜，且不要使室内空气过于干燥。防止接触过敏原。避免情绪波动，适时舒缓压力。

➢ **运动调摄**

体育锻炼可以使哮喘患者安静时的呼吸频率下降，有助于保持肺组织的弹性，增加呼吸肌的力量，增加肺活量，改善肺脏的通气和换气功能。哮喘患者的锻炼项目应以有氧运动为主，如步行、慢跑、骑自行车、游泳等，对哮喘患者来说，在湿度较高的地方如河边行走或游泳，对身体更有益。

哮喘患者锻炼时应该注意：

◇ 避免在不良环境中锻炼，如灰尘、花粉、烟雾等，以减少过敏反应。

◇ 运动量和运动强度过大是造成哮喘发作的重要原因。因此，及时调整或控制运动量和运动强度可有效预防运动性哮喘发作。

◇ 避免在寒冷而干燥的天气下运动，冬天应尽量在室内运动，如果在户外运动，可使用纱巾或口罩遮盖口鼻，以吸进温暖的空气。避免在过冷的水中游泳，水温应以体感舒适为宜。

◇ 调查显示，运动前2小时食量过多时，过敏症的发病率会增加，也易发生气管痉挛。因此，过敏性哮喘患者运动前不宜吃得过饱。

◇ 做任何剧烈运动前，至少要进行10分钟的热身运动，当中应包括一些轻松的运动，如伸展运动。

> **传统保健方法**

哮喘患者可以练习呼吸操，以改善肺通气功能和血液循环，促使全身肌肉松弛，减轻支气管痉挛，缓解喘息症状。具体做法如下：

◇ 腹式呼吸：一手放胸前，一手放腹部，作腹式呼吸。吸气时尽力挺腹，胸部不动，呼气时腹肌缓慢主动收缩，以增加腹内压力，使膈肌上提，按节律进行呼吸。

◇ 抱胸呼吸：立位，两臂在胸前交叉后缩胸部，身体向前倾，呼气。两臂逐渐上举，扩张胸部，吸气。

◇ 压腹呼吸：立位，双手叉腰，拇指朝后，其余四肢压住上腹部，身体向前倾，呼气；两臂逐渐上举，吸气。

◇ 抱膝呼吸：立位，一腿向腹部屈曲抬起，双手抱膝，以膝压腹时呼气，还原时吸气。

互动学习

1. 判断题

（1）哮喘患者应多食蔬菜、水果，少吃肥腻的食物。　　（　　）

（2）哮喘反复发作时，少量多餐可减轻胃肠负担，细嚼慢咽有利于消化吸收。　　　　　　　　　　　　　　　　　（　　）

（3）哮喘患者的锻炼项目应以有氧运动为主，对哮喘患者来说，在湿度较高的地方行走或游泳，对身体更有益。　　（　　）

2. 多选题

（1）哮喘患者应忌食（　　　）等刺激性食物。

　　A. 鱼　　　　　B. 虾　　　　　C. 百合　　　　D. 豆腐

（2）哮喘缓解期常使用（　　　）等进行治疗。

　　A. 党参　　　　B. 熟地黄　　　C. 五味子　　　D. 山药

参考答案

1.判断题：（1）√；（2）√；（3）√。

2.多选题：（1）AB；（2）ABCD。

推荐书目

周仲瑛等.2007.中医内科学.北京：中国中医药出版社.

陈湘君等.2004.中医内科学.上海：上海科学技术出版社.

韦夫.2009.哮喘病人生活宜忌与饮食调治.哈尔滨：哈尔滨出版社.

纪军等.2009.哮喘病康复养生.上海：上海科学技术文献出版社.

第五章 尿路感染

 简明学习

尿路感染是常见的泌尿系统疾病,属于中医中的淋证。表现为小便频急、淋沥不尽、尿道涩痛、小腹拘急、痛引腰腹等症状。常因湿热蕴结下焦,导致膀胱气化不利所致。根据具体症状的不同,可分为热淋、血淋、气淋、石淋、膏淋、劳淋六型。在辨证的原则指导下,采取实者泻之,虚者补之的原则。哮喘患者平素应养成良好的饮食、生活习惯,饮食以清淡为主,严禁食用与发病有关的食物,配合传统保健方法,以期达到缓解、治愈疗效。

 尿路感染的中医诊断

➤ 概述

尿路感染是常见的泌尿系统疾病,属于中医理论中的淋证,即以小便频急、淋沥不尽、尿道涩痛、小腹拘急、痛引腰腹为特征的一类病证。淋证属临床常见病、多发病,好发于女性,其中尤以婚育女性、老年妇女患病率高,而淋证中又以热淋居多。

淋证之名首见于《黄帝内经》,有"淋"、"淋溲"、"淋闷"、"淋满"等名称;《金匮要略》对淋证的症状特点进行了描述:"淋之为病,小便如栗状,少腹弦急,痛引脐中。"并将病机责之"热在下焦";《诸病源候论》明确提出淋证的病位在肾与膀胱,淋证总的成因"由肾虚膀胱热故也",并对诸淋各自不同的病机特性进行了论述。

　　中医所讲淋证与现代医学中因淋病双球菌感染的淋病不同。淋证主要包括西医学中的泌尿系统感染(如尿道炎、膀胱炎、肾盂肾炎)、尿道结石、慢性前列腺炎等疾病。

➤ 病因

病原微生物

　　多种病原体如细菌、真菌、支原体、衣原体、病毒、寄生虫等均可以引起尿路感染。尿路感染的致病菌95% 以上是革兰阴性杆菌,大肠杆菌最常见(占急性尿路感染的80%~90%)。大约5% 的尿感由革兰阳性菌引起,主要是粪链球菌和葡萄球菌。

细菌上行感染

　　绝大多数尿路感染的途径是由细菌上行感染引起的,血行感染途径病例占3% 以下,盆腔、腹腔脏器炎症时也可以通过淋巴道途径引起尿路感染。

机体防御

　　正常情况下,进入膀胱的细菌很快会被清除。是否发生尿路感染除与细菌的数量、毒力有关,还与机体的防御机制有关,如尿液的冲刷作用、尿道和膀胱黏膜的抗菌能力、尿液中高浓度尿素、高渗透压和低pH、白细胞的抗菌作用等。

易感因素

尿感的常见易感因素主要有尿路梗阻、膀胱输尿管反流及其他尿路畸形和结构异常、尿路的器械使用、妊娠、女性绝经后、合并慢性肾病、糖尿病、高尿酸血症等疾病、应用糖皮质激素、免疫抑制剂以及近期应用抗生素等。

➤ 病机

淋证的病因是以湿热为主，病机主要是湿热蕴结下焦，导致膀胱气化不利。病位在肾与膀胱，发病亦与肝脾有关。初病多邪实之证，久病则由实转虚，虚实夹杂。应注意久淋不愈，湿热邪气上泛于肾，或久病不已，可使肾气虚损，肾虚与膀胱湿热二者互相影响，以致病情久延不愈。各种淋证之间存在着一定的关系，首先是虚实之间的相互转化，如实证的热淋、气淋、血淋可以转化为虚证的劳淋，反之虚证的劳淋，也可以转化为实证的热淋、气淋、血淋。而当湿热未尽，正气已伤，处于实证向虚证移行阶段，则表现为虚实夹杂证候。就气淋、血淋、膏淋等淋证的本身，这种虚实相互转化的情况亦同样存在，如气淋实证经久不愈，可转化为气淋虚证，认识淋证的各种转化关系，对临床灵活运用辨证论治大有裨益。

膀胱湿热

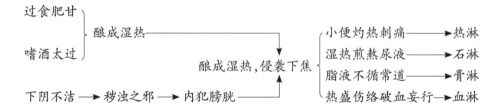

脾肾亏虚

久淋不愈伤正 ⎫
年老、久病、体弱 ⎬ 脾肾亏虚
过劳 房劳 ⎭

无力抗邪 ⟶ 病程迁延 ⟶ 劳淋
下元不固,脂液下泄 ⟶ 膏淋
虚火扰络 ⟶ 血淋

肝气郁滞

恼怒伤肝 ⟶ 气滞不宣 ⟶ 气火郁于下焦,膀胱气化不利 ⟶ 气淋

➤ 诊断要点

小便频数、淋沥涩痛、小腹拘急引痛为各种淋证的主症,是诊断淋证的主要依据。我们还需根据各种淋证的不同临床特征,确定不同的淋证类型。病久或反复发作后,常伴有低热,腰痛、小腹坠胀、疲劳等。尿常规可见白细胞增多,或伴有红细胞的增多。治疗前的中段尿标本培养可明确病原体。多见于已婚女性,每因疲劳、情志变化、不洁房事而诱发。

 ## 尿路感染的辨证论治

➤ 辨证要点

辨别淋证类型

热淋以小便灼热刺痛为特点;血淋见溺血而痛;气淋则少腹胀满较为明显,小便艰涩疼痛,尿有余沥;膏淋而见小便混浊如米泔或滑腻如脂膏;劳淋以小便淋沥不已,遇劳即发为特点。

辨虚实

疾病初期或急性发作阶段属实证;反复发作、久病不愈者多为虚证。

➤ 治疗原则

应在辨证的原则指导下,实者泻之,虚者补之,虚实夹杂者或扶正以祛邪,或祛邪以扶正,权衡标本缓急,因机而变,随证治之。

实则清利,虚则补益

此为治疗淋证的基本原则。实证以膀胱湿热为主者,治宜清热利湿;以热灼伤血络为主者,治宜凉血止血;以砂石结聚为主者,治宜通淋排石;以气滞不利为主者,治宜利气疏导。虚证以脾虚为主者,治宜健脾益气;以肾虚为主者,治宜补虚益肾。

平调心火,心清溺利

淋证日久,损伤心之气阴,虚火炎于上,肾阴亏于下,心肾不交,水火失济,肾失固涩,平调心火,交通心肾,可助病愈。对于湿热、热毒、心火所致淋之实证亦然,清心可以通淋利尿,治淋的经典方,八方散、小蓟饮子组方均体现了"心清溺利"的原则。

➤ 分证论治

热淋

【主症】 小便频数,点滴而下,灼热刺痛,尿色黄赤。

【兼次证及舌脉】 少腹拘急胀痛,或伴腰痛拒按,或发热恶寒,口苦呕恶,或有大便秘结。苔黄腻,脉滑数。

【病机要点】 湿热蕴结下焦,膀胱气化失司。

【治法】 清热利湿通淋。

【主方】 八正散。

血淋

【主症】 实症表现为小便灼热刺痛,尿色红赤,或夹有紫暗血块,溺频短急,甚则尿道满急疼痛,痛引腰腹;虚证表现为尿色淡红,尿痛涩滞不著。

【兼次症及舌脉】　实证见舌尖红,苔薄黄,脉滑数;虚证见腰酸膝软,五心烦热,舌红少苔,脉细数。

【病机要点】　实证为湿热下注,热甚伤络,迫血妄行;虚症为肾阴不足,虚火灼络,络伤血溢。

【治法】　实证宜清热通淋,凉血止血;虚证宜滋阴补虚,清热止血。

【主方】　实证用小蓟饮子加减;虚证用知柏地黄丸加减。

气淋

【主症】　实证表现为小便滞涩,淋沥不畅,余沥难尽;虚证表现为少腹坠胀,尿意频频,余沥难尽。

【兼次症及舌脉】　实证见少腹满闷,甚则胀痛难忍,舌苔薄白,脉沉弦;虚证见面色㿠白,神疲乏力,舌质淡,脉虚细无力。

【病机要点】　实证为肝郁气滞,或气郁化火,气滞血阻;虚证为中气下陷,肾气亏虚。无论虚实均导致膀胱气化不利。

【治法】　实证宜利气疏肝,通淋利尿;虚证宜补中健脾,益气升陷。

【主方】　实证用沉香散;虚证用补中益气汤。

石淋

【主症】　实证表现为尿中时夹砂石,小便艰涩不畅,或排尿时卒然中断;虚证表现为病程日久,疼痛隐隐,余沥不尽。

【兼次症及舌脉】　实证见窘迫疼痛难忍,痛引少腹,甚则腰腹绞痛,尿中带血,苔薄白或黄,脉弦或带数;虚证见面色少华,少气无力,舌淡,脉细弱,或伴腰腹隐痛,手足心热,舌红少苔,脉细数。

【病机要点】　湿热下注,煎熬尿液,结为砂石。

【治法】　实证宜清热利湿,通淋排石;虚实夹杂者宜通补兼顾。

【主方】　实证用石苇散;久病夹虚者当视其所虚而调补之。

膏淋

【主症】 实证表现为小便混浊呈乳糜色,置之沉淀如絮状,上有浮油如脂,或夹有凝块,或混有血液;虚证表现为病久不已,反复发作,淋出如脂,涩痛不著。

【兼次症及舌脉】 实证见排尿时灼热涩痛,舌质红,苔黄腻,脉濡数;虚证见形体消瘦,头晕乏力,腰膝酸软,舌淡,苔薄腻,脉细数无力。

【病机要点】 实证为湿热下注,气化不利,脂液失于约束;虚证为日久反复不愈,肾虚下元不固,不能制约脂液。

【治法】 实证宜清热利湿,分清泌浊;虚证宜补脾固涩。

【主方】 实证用程氏萆薢分清饮;虚证用膏淋汤。

劳淋

【主症】 病程日久,小便涩痛不甚,但余沥难尽,时重时轻,遇劳即发。

【兼次证及舌脉】 神疲乏力,腰膝酸软,舌质淡,苔薄,脉细弱。

【病机要点】 诸淋日久,致脾肾两虚,湿浊留恋不去。

【治法】 健脾益肾。

【主方】 无比山药丸加减。

➤ 常用中成药

（1）三金片:清热解毒,利湿通淋,益肾,适用于下焦湿热所致的热淋、小便短赤、淋沥涩痛、尿急频数。

（2）泌淋清胶囊:清热解毒,利尿通淋,适用于湿热蕴结所致的小便不利,淋漓涩痛,尿血,急性非特异性尿路感染,前列腺炎见上述证候者。

（3）六味地黄丸:滋补肝肾,适用于肝肾阴虚之淋证。

（4）知柏地黄丸：滋阴降火，适用于阴虚火旺所致的淋证，虚火妄动、迫血妄行所致的血淋。

（5）导赤丸：清心养阴，利水通淋，适用于热淋属心经热盛者。

> 单方验方

（1）通草5克，灯心草5克，沸水冲泡，顿服。

（2）白茅根10克，去根洗净，水煎服，每日1次。

（3）地龙20~30条，焙干研末，每次9克，以水、酒各半送服。

（4）竹叶菜、车前草各30克，甘草10克，水煎去渣，每日服2~3次。

（5）海金沙50克，研为细末，另用生姜、甘草适量煎汤调服，每次5克，顿服。

（6）滑石35克，甘草5克，加水350毫升煮沸10分钟，分3次服。

（7）鲜凤尾草50克，煎汤，连服3日。

（8）蒲公英50~100克，水煎服，连服2~3周。

（9）金钱草30克，甘草5克，加水500毫升，煮沸5分钟，每日1剂，分3次温服。

（10）凤尾草20克，墨旱莲20克，车前草20克，水煎服，每日1剂。

> 用药注意事项

合理使用抗生素，尿路感染疗程一般为10~14天，但重症急性肾盂肾炎和复杂性肾盂肾炎的抗菌药物治疗宜适当延长。通常对尿路感染患者在疗程结束后的第2周和第6周要进行常规尿细菌定量培养，若阳性则作相应处理，如阴性则继续定期观察随访。反复发病是慢性尿路感染的临床特点，对于这类患者，近年来主张采用抗菌治疗且适当延长治疗时间，可有效防止再发。但千万不能滥用抗生素，尤其是多种抗生素联合使用或广谱抗生素的使用，时间不宜太长，否则会出现二重感染，如真菌感染等。

对于慢性尿路感染的患者,可长期服用黄芪等增强机体免疫力,降低尿路感染发生的概率。还可使用纯中药制剂,如三金片、泌淋清胶囊等清热解毒之剂,对慢性尿路感染患者避免急性发作有一定的疗效。

➤ 预后转归

淋证的预后往往与淋证的类型、病情的轻重和病程的长短以及是否演变成其他病证有关。一般而言,淋证初起,治疗及时恰当,多易治愈,若淋证日久不愈,或反复发作,由实转虚,导致脾肾两亏,则迁延难愈。

 ## 尿路感染的饮食指导

饮食与疾病的关系非常密切,合理的饮食是疾病康复的必要条件,只有重视饮食管理,加上适当的药物治疗,才能促进疾病的康复。

➤ 饮食原则

尿路感染的患者宜选择清淡、营养丰富,且水分多、容易消化的食物,如荠菜、芹菜、冬瓜、马兰头、葡萄、西瓜、橘子、柠檬、梅子等果蔬。

要多饮水,除饮茶外,还可多喝冬瓜薏苡仁汤、海带绿豆汤等汤品。

忌食肥腻、辛辣的食物,以及煎、炸的方式烹饪的食品。此外,由于尿液的酸碱度与细菌生长及药物抗菌活力有密切的关系,因此尿路感染患者应忌食酸性食物,以使尿液呈碱性环境,增强抗生素的作用。

由于糖类在体内代谢过程中也可提高内环境的酸度,故尿路感染患者应限制高糖食物的摄入量,糖尿病患者尤其要注意。

> 常用食疗方

（1）绿豆粥:绿豆50克,洗净后用水浸泡8小时,强火炖沸后改用小火煮至绿豆破裂,加入粳米50克,继续熬煮至烂。每日2次,每次1碗,作早餐及午后点心食用,夏季可作冷饮频食。

（2）鸡头粥:芡实30克,研碎后与粳米50克一同煮粥。早、晚食用。

（3）瓜皮饮:西瓜皮50~100克,冬瓜皮30克,洗净,加水1 000毫升煮沸,去渣代茶饮。

（4）神仙粥:山药60克,去皮后切片;芡实30克,捣成渣。将芡实、韭菜籽15克、粳米100克一同煮粥,熬煮至六成熟时,加入山药片,继续熬至粥稠。早、晚空腹食用,食后再饮少许热黄酒,效果更佳。

（5）小麦米粥:小麦100克,粳米30克,分别浸泡发胀,淘洗干净,一同煮粥,熬至米粒熟烂成稀粥。作早、晚餐温热食用。

（6）青小豆麦粥:小麦50克,青小豆50克,洗净后待用;通草5克,加水500毫升水煮,去渣后再加入青小豆、小麦一同煮成粥。作早餐食用。

 尿路感染患者的生活运动调摄

> 生活调摄

尿路感染患者要多饮水、勤排尿;注意卫生,尤其是外阴部的清洁;不宜穿紧身裤,特别是膀胱炎或尿道炎患者,紧身裤会诱发外阴部充血,而加重病情;应节制房事,急性发作期更应禁房事,卧床休息几天,避免重体力劳动及下水劳动。

有慢性膀胱炎或尿道炎者,应尽量避免长时间骑自行车,以免压迫尿道,诱发尿道、膀胱或膀胱颈部充血,影响症状的缓解。妇科疾病、慢性结肠炎、糖尿病等患者,应积极治疗,以免诱发尿路感染。

反复尿路感染者,其配偶亦应作小便常规检查或中段尿培养检查,如果同样患有疾病或为带菌者,也应进行积极的治疗。

➤ 运动调摄

尿路感染往往因机体免疫功能下降所引起,因此提倡平时进行适当的运动锻炼,以加速机体的新陈代谢,使全身气血循环通畅,从而提高机体免疫力,抵御外邪。运动后一定要及时补充水分。

患有慢性尿路感染且反复发作者,应尽量避免在人多及卫生条件差的游泳池游泳。对于急性期的患者,主张以散步、打太极拳等相对轻松的运动为主,运动量不宜太大。

➤ 传统保健方法

按摩疗法

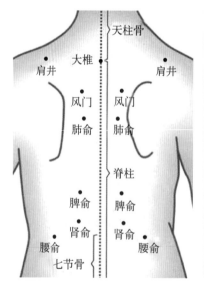

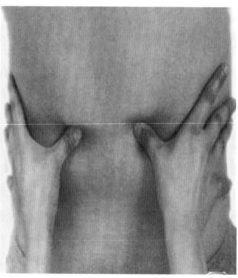

按摩方法简单、有效、易行,尤其对防治老年泌尿系统感染有一定的效果。

揉摩脘腹,斜擦丹田:① 两手掌相叠,以指掌面顺时针方向摩脘腹5~10分钟。② 两手掌相叠,以掌心按压腹部5~10次,并随呼吸起伏而轻重交替。③ 两手平掌,以小鱼际侧斜擦肚腹两侧,分别由两旁向中下方斜向缓和推擦,自上而下慢慢移动,3~5遍,以感觉温热为度。

揉按腰臀,斜擦肾俞:① 两手张开,以拇指按揉腰脊两旁的脾俞、肾俞、大肠俞各5~10次,以有酸胀感为度。② 两手以虚掌拍击、虚拳捶击两侧腰脊、腰骶3~5遍,顺序按命门→腰阴关→八髎。③ 两手以鱼际、掌根推擦两侧腰臀、腰骶10~15次,顺序按脾俞→八髎,以感觉温热为度。

针灸疗法

针灸治疗淋证,古已有记载,如《东垣十书》中取关元、气海治疗热淋,《针灸大成》中治疗淋证取复溜、丹田等。根据现代对淋证的病因病机的认识,确认了治疗淋证以疏利膀胱气机,清热利尿定痛为基本法则。

主穴:膀胱俞,中极,阴陵泉,行间,太溪。

随证选穴:发热者,加合谷、外关、大椎;泌尿系统结石者,加委阳、然谷;尿血者,加血海、三阴交;气虚排尿乏力者,加气海、水道;小便浑浊如膏者,加气海、百会。

 互动学习

1. 判断题

（1）尿路感染可以一直使用抗生素治疗。 （　　　　）

（2）淋证也就是我们常说的淋病。 （　　　　）

（3）尿路感染病位在肾与膀胱,发病亦与肝脾有关。　　　（　　）

2. 多选题

（1）尿路感染的病因是（　　　　）。

    A. 湿热蕴结　　　　　　　　B. 肾阴亏虚

    C. 脾虚生湿　　　　　　　　D. 肝气郁结

（2）尿路感染患者忌食（　　　　）等食物。

    A. 芹菜　　　　　　　　　　B. 可乐

    C. 炸鸡翅　　　　　　　　　D. 冬瓜

参考答案

1. 判断题:（1）×;（2）×;（3）√。

2. 多选题:（1）ABCD;（2）BC。

　推荐书目

张向群. 2007. 尿路感染防治. 北京:中国中医药出版社.

曹田梅,杨明会,柯新桥等. 2010. 尿路感染. 北京:中国医药科技出版社.

陆再英,钟南山. 2007. 内科学. 7 版. 北京:人民卫生出版社.

周仲瑛. 2007. 中医内科学. 7 版. 北京:中国中医药出版社.

第六章 排尿困难

 简明学习

排尿困难在中医中称为癃闭,是以排尿困难,尿量减少,甚则小便闭塞不通为主证的一种病证。癃闭的致病原因主要有湿热蕴结,肺热壅盛,脾气不升,肾元亏虚等,但均因导致肾及膀胱气化失常而产生本病。根据寒热虚实的不同,可分为膀胱湿热、肺热壅盛、肝郁气滞、浊瘀阻塞、脾虚气陷、肾阳衰惫七型。以"腑以通为用"为主要治疗原则,并根据不同的致病原因,采用不同的治疗方法。排尿困难患者平素应养成良好的饮食、生活习惯,合理规范使用药物,配合全身、局部运动锻炼及各项保健方法,以期达到缓解症状、治愈疾病的效果。

 排尿困难的中医诊断

> 概述

排尿困难在中医中称为癃闭,是以排尿困难,尿量减少,甚则小便闭塞不通为主证的一种病症,其中又以小便不利,点滴而短少,病势较缓者称为"癃";以小便不利,点滴全无,病势较急者称为"闭"。癃和闭都是指排尿困难,只是程度有所不同,临床一般多合称为"癃闭"。

本病包括了现代医学中各种原因引起的尿潴留,如神经性尿闭、膀胱括约肌痉挛、尿道结石、尿道肿瘤、尿道损伤、尿道狭窄、前列腺增生症、脊髓炎等病所出现的尿潴留及肾功能不全引起的少尿、无尿症均可参考本篇辨证论治。

> **病因**

梗阻性

压迫性改变:前列腺疾病,如前列腺增生、急性前列腺炎、前列腺肿瘤等;骨盆骨折;盆腔疾病,如盆腔肿瘤、子宫肌瘤、子宫癌等。

尿道内机械性梗阻:尿道损伤、尿道结石、尿道异物、尿道狭窄或医源性尿道检查后引起的尿道局部水肿和疼痛、尿道炎症、尿道肿瘤、先天性精阜增生、后尿道瓣膜病、膀胱颈部梗阻。

膀胱内病变:膀胱颈部肿瘤、膀胱结石、膀胱内异物,或大量血块堵塞膀胱出口等。

排尿功能障碍

神经源性尿潴留:中枢和周围神经损伤、炎症等,损伤骶髓排尿中枢(上运动神经元损伤)和骶髓排尿反射弧被切断,膀胱充盈感消失,逼尿肌过渡伸张、无力,引起尿潴留。

手术原因:手术麻醉后膀胱的过度膨胀。

药物性尿潴留

一些药物如中枢神经抑制剂、抗胆碱能药物、拟交感神经药物及一些抗高血压药物等可影响排尿反射,引起尿潴留。

肾功能不全

肾功能不全可引起少尿症、无尿。

> 病机

本病病位主要在膀胱,与三焦、肺、脾、肾、密切相关。病性有实证,有虚证,也有本虚标实。病机是由于三焦气化失常所致。在上焦为肺热气壅,水道通调受阻;在中焦多因脾失健运,清气不升而致浊阴不降;在下焦每因湿热蕴结或肾元亏虚,致使膀胱气化无权。

> 诊断要点

排尿困难多见于老年男性、产后妇女及腹部手术后患者,起病急骤或逐渐加重,主症为小便不利,点滴不畅,甚或小便闭塞,点滴全无,日尿量明显减少。

触叩小腹部可发现膀胱明显膨隆等水蓄膀胱证候,或查膀胱内无尿液,甚或伴有水肿、头晕、喘促等肾元衰竭证候。

 排尿困难的辨证论治

> 辨证要点

辨清虚实

因湿热蕴结、浊瘀阻塞、肝郁气滞、肺热气壅所致者,多属实证;因脾气不升、肾阳亏虚、命门火衰,气化不及州都者,多属虚证。

实证多发病急骤,小腹胀或疼痛,小便短赤灼热,苔黄腻或薄黄,脉弦涩或痛;虚证多发病缓慢,面色不华或㿠白,小便排出无力,神疲气短,舌质淡,脉沉细弱。

排尿情况

小便短涩赤热,属热或湿热;小便涩滞,伴小腹胀满,属气滞;时欲小便而不得出或排尿无力，属气虚或阳虚；尿细中断，或见血块，属瘀血阻滞。

判断轻重及危症

小便不利，点滴不畅，为"癃"，属轻症；如变为小便闭塞不通，小腹胀满，则病由"癃"转"闭"，为病势由轻转重。若患者伴有头晕、视物模糊、胸闷喘促、恶心呕吐、水肿，甚至烦躁、神昏、抽搐等症，属危重之证。

判断病位

癃闭病位在膀胱，但可涉及三焦及肺、脾、肝、肾等脏，对所涉及的病位的确定，有利于对病因、病机、病性、病情等的判断，亦对辨证论治有指导作用。如病位在上焦，以肺实热的病变为主，可有咳嗽、气急等表现；如病位在中焦，以脾胃湿热，或脾虚气陷的病变为主，有虚、实不同的临床表现；如病位在下焦，则以肝、肾的病变为主，虚多实少，虚实夹杂。如瘀血、败精、砂石等阻塞尿道，病位局限在膀胱，以实证表现为主。

➤ 治疗原则

根据"腑以通为用"的原则，着眼于通，但通之法，又因证候的虚实而各异：

实证：清湿热，散瘀结，利气机，通水道。

虚证：补脾肾，助气化，达到气化得行，则小便自通的目的。

根据病因，审证论治，根据病变在肺、在脾、在肾的不同，进行辨证施治，不可不经辨证，滥用通利小便之法。

➤ 分证论治

膀胱湿热

【主症】 小便点滴不通，短赤灼热，小腹胀满。

【兼次症及舌脉】　大便不畅,口苦口黏,或口渴不欲饮,舌质红,苔根黄腻,脉数。

【病机要点】　湿热下注,热结膀胱。

【治法】　清利湿热,通利小便。

【主方】　八正散加减。

肺热壅盛

【主症】　小便不畅,呼吸急促,咳嗽。

【兼次症及舌脉】　咽干,烦渴欲饮,苔薄黄,脉数。

【病机要点】　肺热壅盛,失于肃降,不能通调水道,无以下输膀胱。

【治法】　清肺泄热利水。

【主方】　清肺饮。

肝郁气滞

【主症】　小便突然不通,或通而不爽,胁腹胀满,情志抑郁。

【兼次症及舌脉】　烦躁善怒,舌红,苔薄黄,脉弦。

【病机要点】　肝气失于疏泄,三焦气机失宣,膀胱气化不利。

【治法】　疏利气机,通利小便。

【主方】　沉香散。

浊瘀阻塞

【主症】　小便点滴而下,或尿细如线,甚则阻塞不通。

【兼次症及舌脉】　小腹胀满疼痛,舌紫暗有瘀斑,脉涩。

【病机要点】　瘀血败精,阻塞尿路,水道不通。

【治法】　行瘀散结,通利水道。

【主方】　代抵当丸。

脾虚气陷

【主症】　小腹坠胀,时欲小便而不得出,食欲不振。

【兼次症及舌脉】 神疲乏力,气短而语声低微,舌淡,苔薄脉细。

【病机要点】 脾虚运化无力,升清降浊失职。

【治法】 升清降浊,化气行尿。

【主方】 补中益气汤合春泽汤加减。

肾阳衰惫

【主症】 小便不通,排出无力,腰膝酸软无力,畏寒怕冷。

【兼次症及舌脉】 神气怯弱,舌质淡,脉沉弱。

【病机要点】 肾中阳气虚衰,气化不及州都。

【治法】 温补肾阳,化气利水。

【主方】 济生肾气丸。

> 常用中成药

（1）癃闭舒胶囊:温肾化气,清热通淋,活血化瘀,散结止痛,适用于肾气不足,湿热瘀阻引起的排尿困难。

（2）翁沥通:清热利湿,散结祛瘀,适用于湿热蕴结、痰瘀交阻所引起的排尿困难。

> 单方验方

王不留行15克,萆薢10克,车前子15克,虎杖15克,桃仁10克,当归15克,土鳖虫10克,石韦10克,白花蛇舌草30克,穿山甲15克,蒲公英15克,丹参15克,沉香10克,红花15克,水煎服。每日1剂,1个月为1个疗程,可服用1~3个疗程。

> 用药注意事项

有些药物,如阿托品、山莨菪碱、东莨菪碱及溴丙胺太林等解痉药及多塞平等三环类抗抑郁药,能使膀胱逼尿肌松弛,引起排尿困难,甚至尿潴留。

苯海拉明、异丙嗪、氯苯那敏等抗过敏药,以及麻黄碱、肾上腺素、吗啡、美卡拉明、酒石酸喷托铵等,有不同程度的影响排尿的不良反应,临床对自排尿困难者应禁用或慎用。

> 预后转归

《景岳全书》说:"小水不通是为癃闭,此最危最急症也,水道不通,则上侵脾胃而为胀,外侵肌肉而为肿,反及中焦则为呕,再及上焦则为喘。数日不通,则奔迫难堪,必致危殆。"癃闭的演变与预后与原有疾病的性质及其治疗是否得当更为密切。若两者都得到及时而有效的治疗,尿量逐渐增加,是病情好转的标志,通过治疗完全可能获得痊愈。如果失治或治疗不当,尿量逐渐减少,病势由轻转重,出现胸闷喘促,恶心呕吐,水肿,甚则烦躁、神昏、抽搐等症,若不及时抢救,可能导致死亡。

 排尿困难患者的饮食指导

> 饮食原则

膀胱湿热型排尿困难患者饮食上宜清淡、可食用偏凉滑利渗湿之品,如菠菜、冬瓜汤、赤小豆粥等,忌辛辣肥甘助热生湿之物。

肺热壅盛型排尿困难患者饮食上宜清淡、凉润,可选择西瓜汁、绿豆汤、秋梨汁、白藕汁等频频饮用。

肝郁气滞型排尿困难患者饮食上宜清淡,可予以疏肝理气之品,如佛手瓜、橘叶煎或香橼浆等。

浊瘀阻塞型排尿困难患者饮食上宜清淡、富营养,少食肥甘厚腻之品,可予金钱草煎水代茶饮,或常食核桃仁粥、鸡内金赤小豆粥等,保证摄入充足的水分。

脾虚气陷型排尿困难患者宜食易消化、富营养及健脾益气之品，如山药、莲子、瘦肉、黄芪粥、参枣饭等，忌食生冷、硬固、油腻之食物。

肾阳衰惫型排尿困难患者饮食宜温补之品，如牛奶、瘦肉、山药、枸杞子粥、苡仁大枣粥、胡桃粥、莲子桂圆粥、当归羊肉汤等，以温肾健脾，扶阳益精，忌生冷寒凉之品。

前列腺增生患者要多食含锌丰富的食物，所有的植物种子、坚果都含有丰富的锌。其他含锌较多的食物还有牛乳、有胚芽的粮食、新鲜的豌豆、胡萝卜、菠菜、香菇和海鲜汤等。饮食清淡，少食盐，多食蔬菜水果如冬瓜、西瓜、葫芦、荠菜、番茄、黄瓜等更有利于前列腺患者的康复。

膀胱炎或尿潴留的患者，注意避免酗酒，饮食以清淡为主，少吃一些辛辣、刺激性的食物。

肾病患者要摄入优质蛋白质，少吃豆类，由于慢性肾脏患者蛋白质摄入存在个体差异，药物使用情况和营养状况的不同，需要对每个人设计个性化的营养方案。

➢ **常用食疗方**

（1）杜仲腰花小炒：杜仲，猪腰子1个，洗净、剖开，去筋膜，切成腰花；杜仲25克，用水煮半小时，去渣取汁，一半汁加盐、料酒及豆粉调拌腰花，另一半汁加味精、醋、酱油、豆粉兑成芡汁。烧热油锅，下花椒粒炸出香味，加入已调好的腰花及葱、姜、蒜末儿翻炒熟，倒入兑好的芡汁，翻炒均匀即成，佐餐食用。

（2）枸杞炖牛肉：牛肉100克，洗净后切块，与枸杞子25克一起放入砂锅，加水用文火炖煮至牛肉烂熟，调味即成，佐餐食用。

（3）绿豆饮：绿豆适量，加水煮烂，加少许白糖调味服用。

（4）赤豆米粥：赤小豆30~50克，先煮烂，再加入粳米50~100克煮粥，加入白糖调味服用。

（5）荠菜车前汤：荠菜根30克，车前草30克，水煎服。

排尿困难患者的生活运动调摄

➤ 生活注意事项

防止受寒：天气寒冷往往会使病情加重，因此患者一定注意防寒，预防感冒和上呼吸道感染等。

不可憋尿：憋尿会造成膀胱过度充盈，使膀胱逼尿肌张力减弱，排尿发生困难，容易诱发尿潴留，因此一定要做到有尿意就排。

不可过劳：过度劳累会耗伤中气，中气不足可造成排尿无力，容易引起尿潴留。

避免久坐：久坐会加重痔疮等病，又易使会阴部充血，引起排尿困难。

适量饮水：饮水过少不但会引起脱水，也不利于排尿对尿路的冲洗作用，还容易导致尿液浓缩而形成结石，故除夜间适当减少饮水，以免睡后膀胱过度充盈外，白天应多饮水。

及时治疗：应及时、彻底治疗前列腺炎、膀胱炎、尿道结石等可导致排尿困难的疾病。

➤ 运动调摄

慢跑、弹跳运动有助于前列腺及周围脏器的血液循环，起到按摩前列腺的作用，可改善排尿的通畅、减少尿储留。肾功能不全引起的少尿患者要注意休息，高强度的运动可造成或加重肾脏损害，低强度运动、慢性运动对肾脏有一定保护作用。

➤ 传统保健方法

按摩疗法

根据某经或某脏腑的病变，选取相关经脉上的腧穴进行治疗，主要选足少阴肾经及任脉穴位，主穴常取中极、关元、三阴交、肾

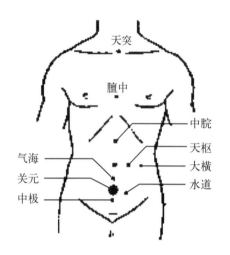

俞、八髎。其中中极、关元主治小便不利、遗溺不禁，长于治疗老年性气虚阳虚之尿潴留；肾俞可振奋一身之阳气；三阴交为肝经、肾经、脾经的交会穴，可养阴液以助阳气，可补后天之本以资先天之本，可疏肝理气以促膀胱气化，诸穴配伍以达到益气通络，利小便的功效。

坐浴疗法

大黄、毛冬青、忍冬藤各30克，红花10克，吴茱萸、泽兰各15克，水煎1 500毫升，温水坐浴。每日1次，每次10~20分钟。

坚持坐浴疗效较好，但需注意不要烫伤和受凉。

 互动学习

1. 判断题

（1）饮酒可使前列腺及膀胱颈充血水肿而诱发尿潴留。（　　　）

（2）憋尿会造成膀胱过度充盈，使排尿发生困难，容易诱发尿潴留。　　　　　　　　　　　　　　　　　　　　　　　（　　　）

（3）前列腺增生患者平时应忌食辣椒、姜、咖喱、芥末、胡椒等辛辣刺激食物。　　　　　　　　　　　　　　　　　　　（　　　）

2. 多选题

（1）癃闭病位主要在膀胱，与三焦、（　　　）密切相关。

　　　A. 肺　　　　　B. 脾　　　　　C. 肝　　　　　D. 肾

（2）排尿困难的患者在日常生活中应注意（　　　）。

　　　A. 不可过劳　　B. 避免久坐　　C. 适量饮水　　D. 不可憋尿

参考答案

1.判断题：（1）√；（2）√；（3）√。

2.多选题：（1）ABD；（2）ABCD。

 推荐书目

周仲瑛等.2007.中医内科学.北京：中国中医药出版社.

陈湘君等.2004.中医内科学.上海：上海科学技术出版社.

黄克江等.2010.前列腺病用药宜忌与日常调养.哈尔滨：黑龙江科学技术出版社.

郭军,邓庶民等.2010.前列腺疾病自我调养.北京：科学技术文献出版社.

黄欣等.2009.前列腺疾病康复养生.上海：上海科学技术文献出版社.

犀文图书.2011.前列腺健康调养食谱.长沙：湖南美术出版社.

第七章 骨关节病

简明学习

　　骨关节病是一种退行性病变，以肝肾不足为本，风寒湿邪痹阻关节、经络，久则化痰成瘀、伤筋蚀骨为标的慢性反复发作性疾病。本病通常由年龄增长、肥胖、长期劳损、外伤等因素引起，表现为关节疼痛、僵硬、肿胀、活动受限和关节畸形等，均呈缓慢发展。根据寒热虚实的不同，可分为风寒湿邪阻络、湿热阻滞、阳虚寒凝、肝肾亏虚、痰瘀痹阻5型，以祛邪活络，缓急止痛为治疗原则，随证施以祛风散寒、化湿清热、温阳散寒、滋补肝肾、化痰通瘀、通络止痛等法。骨关节病患者平时应注重生活调摄，进行适度锻炼，延缓疾病的进程。

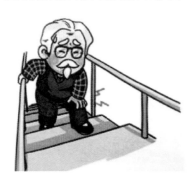

骨关节病的中医诊断

➢ 概述

　　骨关节病是以筋骨、关节发生疼痛、酸楚、麻木、重着、灼热、屈伸不利,甚则关节肿大变形为主要症状的病证。由于软骨、椎间盘、韧带等软组织变性、退化,关节边缘形成骨刺,滑膜肥厚等引起骨质破坏、关节畸形,异常负重时出现疼痛,活动受限。

骨关节病在中医中隶属于痹证的范畴,历代医家根据疾病的不同症状特点,赋予不同的病名:以病邪性质命名类为风痹、寒痹、湿痹、风湿痹、风寒湿痹、热痹、湿热痹等;以病状特征命名类为行痹、痛痹、着痹、痛风、白虎历节、鹤膝风等;以发病部位命名类为皮痹、肌痹、筋痹、骨痹、肩痹、历节、周痹等。

西医学中骨关节病包括退行性关节病、肥大性关节炎、骨性关节病。疾病因其影响骨、关节及其周围软组织而发生病变,出现类似该病表现时均可参考本篇有关内容辨证论治。

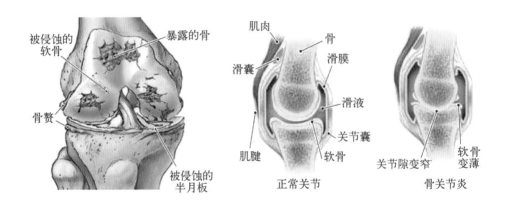

正常关节　　　　　骨关节炎

> 病因

骨关节病的发生与体质因素、气候条件、生活环境等有密切关系。正气偏虚,肾精不足是引起痹证的内在因素,风寒湿热等外邪侵袭是发病的外在条件。

骨关节病的原因归纳起来主要分为以下几种:

◇ 肝肾不足:年老肾精亏虚,无力充养骨髓,导致退变。

◇ 外力损伤:长时间承受超强度或一时性超强度的外力劳损,如扭伤、挫伤、撞上、跌伤等,导致筋骨损伤。

◇ 外邪侵袭：久居湿地，严寒冻伤，贪凉露宿，睡卧当风，暴雨浇淋，水中作业，久居炎热潮湿之地，感受风寒湿热邪，留注于肌腠经络，滞留于关节，气血痹阻。

> 病机

中医认为："肾主骨，生髓，髓居骨中，骨赖髓以充养。""肝藏血，血养筋，肝之合筋也。诸筋者，皆属于节，筋能约束骨节。"中年以后，肝肾亏虚，肝虚则血不养筋，不能维持骨节的张弛，关节失滑利，肾虚髓空，筋骨失养。故骨关节病的发生以肝肾亏虚为根本，与外邪、损伤均有关。风寒湿热痰瘀等邪气滞留于肢体筋脉、关节、肌肉，经脉，气血痹阻不通，不通则痛；也可因痰浊瘀血交阻经络、关节，使疾病迁延难愈。

```
肝肾不足 ─────▶ 无力充养骨髓，关节失养
                不荣则痛          ⎫
                                 ⎬ 发为本病
外力损伤，瘀血内阻          ⎫        ⎪
                          ⎬痹阻气血，不通则痛 ⎭
风寒湿热外邪留滞关节       ⎭
```

> 诊断要点

骨关节病呈慢性进行性改变。本病多发生于中老年以后，以负重关节多见；多数有典型的静止痛，在休息时和清晨感到关节疼痛、僵硬、活动不利，活动后稍感减轻，活动过多则再次加重。严重者出现关节肿胀、积液、畸形。活动时常有粗糙的摩擦感和声响。X线拍片检查显示：关节边缘有骨赘形成，关节间隙变窄，晚期关节表面凹凸不平，部分可见关节内游离体。

根据部位不同，临床表现亦有所区别：
◇ 脊柱：间歇性颈肩腰背酸痛，晨起疼痛，活动后减轻，劳累后加剧，遇热痛减，活动受限。
◇ 髋：疼痛与活动有关，可放射至大腿内侧膝关节处。单侧病

变可因疼痛而跛行,上楼、站起都很困难。双侧病变更甚。

◇ 膝:发病率最高,活动时膝部疼痛,或晨僵,活动片刻感疼痛减轻或消失。体检可发现关节运动屈曲时有摩擦音,局部可有压痛。

◇ 手:好发于远端指间关节,关节背侧出现结节,局部屈曲畸形,酸痛肿胀,活动受限。

◇ 足:走路时脚底疼痛,晨起重,下午轻。

 骨关节病的辨证论治

➢ **辨证要点**

骨关节病是一种以肝肾不足为本,风寒湿邪痹阻关节、经络,久则化痰成瘀、伤筋蚀骨为标的慢性反复发作性疾病。正虚邪实,相互作用,且影响病情的进退。辨证的要点在于掌握体虚与邪实的孰轻孰重,脏腑气血阴阳的亏耗,风寒湿(热)痰瘀之偏胜,而随证施以祛风散寒、化湿清热、温阳散寒、滋补肝肾、化痰通瘀、通络止痛等法。

➢ **治疗原则**

祛邪活络,缓急止痛是本病的治疗原则。主要采用祛风散寒除湿等方法,消除风寒湿邪对骨质的损害,解除关节疼痛,同时通过活血滋补肝肾等,改善骨内血液循环,增进骨质的营养,促进关节内积液吸收,降低关节内压力,促进关节软骨的修复。根据病变部位及所属经络选用适当的引经药物。用药时忌用攻下、收敛、酸寒及苦寒之品,但若感湿热之邪,或风寒湿邪郁久化热,则不能拘泥于此说。

➤ 分证论治

风寒湿邪阻络

【主症】 肢体关节疼痛较剧,关节活动迟涩,肢体沉重,肌肤麻木怕冷。

【兼次症及舌脉】 或见寒热表证,天气阴雨时加重,常有冷感,舌苔薄白或薄腻,脉浮或弦紧或濡缓。

【病机要点】 风寒湿邪阻滞脉络。

【治法】 益气和营,祛风胜湿。

【主方】 蠲痹汤加减。

湿热阻滞

【主症】 肢体关节疼痛,局部红肿,得冷则舒,痛不可近,活动痛剧,筋脉拘急。

【兼次症及舌脉】 可见红斑,发热、恶风、汗出、口渴等症状,舌红,苔黄腻,脉滑数或濡数。

【病机要点】 湿热之邪阻滞脉络。

【治法】 清热活血,祛瘀止痛。

【主方】 四妙丸加减。

阳虚寒凝

【主症】 肢体关节疼痛,得热则缓,遇寒则剧,恶风怕冷。

【兼次症及舌脉】 局部不红,触之不热,常有冷感,腰膝酸软,畏寒肢冷,舌质淡或淡胖,苔薄白,脉弦紧或沉迟而弦。

【病机要点】 阳虚内寒,痹阻脉络。

【治法】 温补肾阳,通络散寒。

【主方】 金匮肾气丸加减。

肝肾亏虚

【主症】 关节肿胀疼痛,胫软膝酸,活动不利,甚至关节僵硬变形,肌肉萎缩。

【兼次症及舌脉】 或形体消瘦,腰膝酸软,或骨蒸劳热,心烦口渴,舌质偏红,苔薄白或少津,脉沉细数。

【病机要点】 肝肾亏虚,筋脉失于濡养。

【治法】 培补肝肾,通络止痛。

【主方】 独活寄生汤加减。

痰瘀痹阻

【主症】 肢体关节疼痛日久,肌肉关节刺痛,固定不移。

【兼次症及舌脉】 或见关节颜色紫暗,甚至强直畸形,舌质紫暗,苔白腻,脉细涩。

【病机要点】 痰瘀留滞关节,气血运行不畅,不通则痛。

【治法】 化痰行瘀,蠲痹止痛。

【主方】 桃红饮加减。

➤ 常用中成药

（1）仙灵骨葆胶囊:滋补肝肾,接骨续筋,强身健骨,适用于骨质疏松、骨折、骨关节炎、骨无菌性坏死等。

（2）金乌骨通胶囊:滋补肝肾,祛风除湿,活血通络,适用于肝肾不足、风寒湿痹引起的腰腿酸痛。

（3）四妙丸:清热利湿,适用于湿热下注、足膝红肿、筋骨疼痛。

（4）天麻壮骨丸:益精填髓,强壮筋骨,养血活血,适用于脊背酸痛、风湿骨痛、头晕脑胀等肾虚精亏者。

（5）强骨胶囊:补肾,强骨,止痛,适用于肾阳虚所致的骨痿,症见骨脆易折、腰背或四肢关节疼痛、畏寒肢冷或抽筋、下肢无力、夜尿频多。

➤ 单方验方

（1）黄豆30~60克,水煎服。

（2）续断、牛膝各30克,研为末。每次取黄酒200毫升,温热后置保温杯中,兑入药末12克,盖上盖焖15分钟后摇匀,1周服用。

（3）薏苡仁30克,防风10克,一同水煎,去渣取汁,代茶饮,连续饮用1周。

（4）土牛膝、鸡血藤各30克,研为粗末,置保温瓶中,沸水适量冲泡,盖上盖焖30分钟,代茶饮。

➤ 用药注意事项

对于急性期患者,可使用消炎镇痛药物以减轻症状。但消炎镇痛药物对胃肠道溃疡的患者易引起消化道出血,需谨慎使用。

对于缓解期患者,服用氨基葡萄糖片可刺激软骨细胞产生蛋白多糖,改善软骨结构。但服用后要定期复查肝、肾功能。

➤ 预后转归

骨关节病患者一般不引起功能残疾,有少数患者终身无症状;大多数患者症状局限于关节;极少数患者因压迫神经根,引起相应的肢体神经根痛或传导感觉异常。有神经症状者,多数经过休息或治疗可恢复,仅个别遗留神经元性瘫痪。还有极个别患者因椎动脉受压,可出现脑缺血症状。如处理及时、有效,这些症状可得到控制。个别骨关节炎患者也可出现关节局部破坏,并导致功能障碍和畸形。

骨关节病患者的饮食指导

➤ 饮食原则

骨关节病患者应多食用含硫丰富的食物,如芦笋、鸡蛋、大蒜、洋葱、卷心菜等，骨骼、软骨和结缔组织的修补与重建都要以硫为原料，并且有助于钙的吸收；多食用含有组氨酸的食物，如稻米、小麦、黑麦等，有利于清除机体内过剩的金属；多食用富含胡萝卜素、黄酮类、维生素C和维生素E的食物，如菠萝等，可减少患部的感染。

饮食宜清淡，不宜过甜、过咸、过辣，过甜会影响消化吸收，过咸可引起水钠潴留而加重关节肿胀，过辣对发热者不利。

骨关节病患者禁止服用富含铁的食物，因为铁与疼痛、肿胀和关节损伤有关，如番茄、土豆、茄子、辣椒等，其中的生物碱能使关节疾病的症状加重。

➤ 常用食疗方

（1）凉拌海带：海带250克，洗净后切丝，放入开水中汆一下，捞出沥干，放凉后加入适量盐、酱油、醋、白糖、生姜、芝麻油调味，淋上麻油即可食用。

（2）骨碎补炖鸡：母鸡1只（约750克），洗净后去毛、内脏，鸡腹内纳入骨碎补30克，加水适量，文火炖煮，直至鸡肉熟烂，加适量食盐、黄酒、味精调味。

（3）栗子粥：栗子30克，去壳、切片，晒干后研为细末，与糯米50克一同放入砂锅，加水500毫升，以文火煮成粥，加适量食盐调味即可，每日早餐温服。

（4）骨增酒：威灵仙30克，透骨草30克，杜仲30克，怀牛膝30克，丹参30克，穿山甲20克，白芥子20克，研粗末，装入纱布袋内，扎紧。将药袋置于瓷罐或玻璃瓶中，加入50°白酒2升，密封半个月（冬季20天）后服用。每次服15~20毫升，每日3次。此为1个疗程的剂量，服25~30天，间隔3~5天，可进行第二个疗程。

（5）仙灵杜仲酒：仙灵脾、杜仲、怀牛膝各120克，薏苡仁250克，浸入2.5升白酒中，蜜蜡封口，15天后可用。每次饮30毫升，早、晚各1次。

（6）防风粥：防风10克，葱白2根，加水煎取药汁；粳米50克煮粥,待粥将熟时加入药汁,共煮成粥。1日2次,趁热服用。

（7）玫瑰酒酿饼:干玫瑰花5克,研碎;面粉500克,甜酒酿250克,拌匀,加温水少许,放入碎玫瑰花、适量白糖,揉成面团,发酵30分钟后做成饼,烙黄即可。

（8）土茯苓鸭肉汤:鸭肉90克,洗净后切成碎末,与土茯苓60克、桂枝9克、八角茴香6克一同放入砂锅内,加清水适量,文火煮2~3小时,至鸭肉酥烂为度,调味即成。

 ## 骨关节病患者的生活运动调摄

> ### 生活调摄

骨关节病是一种慢性疾病,除与年龄等因素关系密切外,与气候和生活环境也息息相关。平时应注意避风、防寒、防潮,注意关节部位的保暖,特别是在寒冷地区居民更应注意防护,免受风寒侵袭。

有骨质疏松的患者要多晒太阳、补钙。平时要减少各种负重活动,例如提重物、上下楼梯、长时间行走等,要纠正不良的姿势和体位,必要时可借助器械行走。适当地进行功能性锻炼,维持一定的活动度,防止关节进一步受损。

而肥胖患者宜节制饮食,配合运动来控制体重,减轻承重关节的负担,减轻症状或推迟疾病的发生。

> ### 运动调摄

每个人都要根据自身体质状况和爱好来选择适合自己的项目。要学会保护自己的关节,外出锻炼前要束宽腰带,戴好护膝,以此减少和防止关节受伤。运动时要牢记"适度"两字。

游泳

对骨关节病患者来说,游泳是其首选的运动项目,特别是蛙泳。因为游泳时身体会漂浮在水中,关节承受的体重减轻,在这个时候人体所承受的负荷最小,游泳的动作又能保证关节活动并锻炼肌肉力量。游泳还可以加强全身肌力和多关节的活动,使多器官功能能得到锻炼,从而有效地增强抗病能力。建议患者每周坚持游2~3次,至于时间的长短,可根据个人身体状况而定,但是要循序渐进,慢慢增加运动时间。老年人每次可运动1小时左右,且不可游得太快,保持中等速度即可。

骑自行车

骑车时身体大部分的重量都压在坐垫上,膝关节受力相对较少,同时骑车可以保持关节的活动度,关节周围肌肉的力量得以增强。但须要注意的是速度不宜过快,车上也不要载一些沉重物。

慢走

要选择平坦的道路,每天坚持走半个小时左右,边走边活动肘、腕以及手的各个小关节。这样可以有效预防关节和韧带的僵硬老化。

伸屈运动

可以在每天早晨醒来后和晚上入睡前,有节奏地进行活动,可以选择先活动上肢,让肩、肘、腕、指关节内旋、外旋、上下左右屈伸,然后再按同样的方法活动下肢,每次坚持半小时左右,直到身上微微出汗方可停止。

➤ **传统保健方法**

按摩疗法

按摩具有镇痛,改善血液、淋巴循环及松解粘连的作用,故对骨关节病有较好的疗效。但需根据病情、发病部位采用不同的按摩方法。

按摩膝关节：在患侧关节周围采用捏拿的方法，以广泛放松关节的韧带、肌肉等软组织。点按患侧膝关节周围的疼痛点或膝眼穴1~2分钟。

按摩腰背部：双手握虚拳，用力敲打腰背部，每日数次，每次5~10分钟。

摩肾俞：双手在腰部按摩，重点刺激第2腰椎棘突下旁开1.5寸处的肾俞穴，连做3分钟；两手在腰部按摩，重点刺激第2腰椎棘突下的命门穴和第4腰椎棘突中的腰阳关穴，连做3分钟。

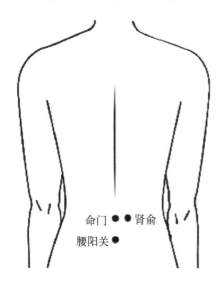

按摩足跟：先在足跟部按压，找到压痛点，用木槌对准压痛点轻轻敲打3~5次，用力要恰当，再在压痛点的周围轻轻敲打，并反复揉搓足跟及小腿肚。每周2次，再配合用热水烫脚，效果更好。

按摩手指：双手互相按揉，每次按揉半小时，每日1次，按揉应用力，局部可有酸胀感和发热感。

此外，针灸、外敷、熏洗、穴位注射等疗法对骨关节病亦有良好的疗效。

互动学习

1.判断题

（1）骨关节病是一种以肝肾不足为本，风寒湿邪痹阻关节、经络，久则化痰成瘀、伤筋蚀骨为标的急性发作性疾病。　　（　　）

（2）骨关节病的治疗原则是祛邪活络，缓急止痛。　　（　　）

（3）凡食疗物品,烹饪的目的在于味美可口,可采用炸、烤、熬、爆等烹调方法。 （　　）

2. 多选题

（1）下列（　　）的描述符合骨关节病的特点。

　　A.关节疼痛、酸楚、麻木

　　B.关节屈伸不利

　　C.关节肿大、变形

　　D.由于软骨、椎间盘、韧带等软组织变性、退化导致

　　E.负重时出现疼痛,活动受限。

（2）骨关节病患者适宜选择（　　）等运动。

　　A.游泳　　　　　　　B.登高　　　　　　　C.慢走

　　D.骑自行车　　　　　E.伸屈运动

参考答案

1.判断题:（1）×;（2）√;（3）×。

2.多选题:（1）ABCDE;（2）ACDE。

 推荐书目

陈湘君等.2013.中医内科学.上海:上海科学技术出版社.

王坤根等.2006.骨关节病中医保健.北京:人民卫生出版社.

王者悦等.1992.中国药膳大辞典.大连:大连出版社.

第八章 自汗盗汗

 简明学习

自汗盗汗是一种病理现象，由于阴阳失调，腠理不固，而致汗液外泄失常。病变脏腑涉及肝、脾、胃、肺、肾。病理性质属虚者为多；因肝火、湿热等邪热所致者，则属实证。表现为白天时时汗出，稍活动则汗出较甚，为自汗；夜间睡觉时汗出，醒时自止，为盗汗。根据寒热虚实的不同，可分为肺卫不固、营卫不和、阴虚火旺、心血不足、邪热郁蒸、瘀阻化热6型，自汗以调和营卫、益气固表、清里泄热为主要治疗原则；盗汗则以补血养心、滋阴降火为主。随证施以益气、补血、养阴、调和营卫、清火泄热、化湿和营等法。平时应注重生活调摄，适度锻炼，以改善症状。

 自汗盗汗的中医诊断

➤ 概述

正常的出汗是人体的生理现象，而自汗盗汗为病理现象，是汗液外泄失常的病证。其中，以不因外界环境因素，或剧烈运动、发热的影响,而白昼时时汗出,稍活动则汗出淋漓为自汗;夜间睡眠时汗出,醒来自止者称为盗汗。

　　自汗之名始见于《伤寒论》,盗汗之名始见于《金匮要略》。根据汗出部位不同又有头汗、鼻汗、手汗、足汗、腋汗、心汗、半身出汗、阴汗之名。

　　西医学的自主神经功能紊乱、自发性多汗症,甲状腺功能亢进、风湿热、结核病等各种疾病过程中以自汗、盗汗为主要症状者,均可参照本篇辨证论治。

➤ **病因**

　　自汗盗汗的原因归纳起来主要分为以下几种:

◇ 过度劳累:"劳则气耗",即操劳过度或重体力劳动会使元气消耗,气耗则无力收摄津液。

◇ 过分安逸:生活过分安逸,整天吃饱了躺着不动,元气不能正常的舒展运动,久而久之,元气运行减慢,影响脾的运化。故长期卧床的人食欲较差,影响消化吸收,吸收水谷精微的能力变差,后天之气就更少了。

◇ 大病初愈:重大疾病会使元气大伤。

◇ 思虑劳心:"汗为心之液",思虑太过,耗伤心血,心血不足,心液不藏而致汗出。

◇ 乱服药物:自认为有内火,长期服用清热解毒药物,或是抗生素,消炎镇痛,激素类药物会损伤脾胃导致化源不足形成气虚。

◇ 心情压抑:心情不畅,情志失调,肝气郁结,肝郁脾虚,化火。

◇ 长期节食:营养摄入不足,气血生化乏源。

◇ 女性更年期:更年期,月经停止,是阴血枯竭的表现。

◇ 长期发热:汗为阴液,发热时不停地出汗,导致机体阴液耗伤。

◇ 纵欲过度:精气耗伤过度出现肾阴虚。

◇ 多食辛辣、油炸的食物:此类食物大多性燥,容易耗伤阴液,长期食用,可能会导致阴津不足。亦会损伤脾胃,湿浊内生,湿热蕴结。

> ➤ 病机

自汗盗汗的基本病机为阴阳失调,腠理不固,而致汗液外泄失常。病变脏腑涉及肝、脾、胃、肺、肾。病理性质属虚者为多;因肝火、湿热等邪热所致者,则属实证。病程久者,或病变重者,则会出现阴阳虚实错杂的情况。自汗久则可以伤阴,盗汗久则可以伤阳,出现气阴两虚,或阴阳两虚之证,也可兼见风、湿、暑热、痰、瘀等而呈虚实夹杂证。

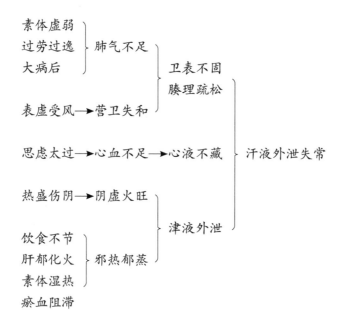

> ➤ 诊断要点

辨自汗盗汗

自汗者白昼不因运动、外界环境等原因时时汗出,常伴见恶风,平时常易感冒,倦怠乏力,面色少华,气短等,甚者出现四肢不温,畏寒等。盗汗者为夜间睡觉时出汗,醒时自止,常伴见五心烦热、潮热、颧红、口干。

辅助检查

自汗盗汗常作为一个症状而伴见于其他疾病之中。如更年期女性,多汗、烦躁者,性激素水平的检查有助于更年期综合征的诊断。如大量自汗伴有怕热、烦躁、多食、眼球突出、心悸、消瘦、颈部肿块的表现,应作甲状腺功能检查、甲状腺B超等检查,以排除甲状腺功能亢进症等相关疾病的可能。如病前1~4周有咽痛史,症见恶寒发热或持续低热,关节酸痛而多汗,应作抗"O"试验、自身抗体检查等检查,以去除风湿热等相关疾病的可能。如伴见低热、消瘦、咳嗽、咯血等症,应摄胸片、痰涂片找抗酸杆菌、抗结核抗体等检查,以去除结核病的可能。另外,自主神经功能紊乱患者也有自汗盗汗的症状。

 ## 自汗盗汗的辨证论治

➤ 辨证要点

辨伴随症状

动辄汗出,气短,平时易患感冒多属肺卫气虚;汗出伴有恶风,周身酸楚,时寒时热多属营卫不和;夜间盗汗伴有五心烦热,潮热,颧红,口干多属阴虚火旺;汗出伴有心悸失眠,头晕乏力,面色不华多属心血不足;伴有脘腹胀闷,大便燥结或口苦、烦躁多属湿热肝火。

辨汗出部位

面汗出,食后尤甚,手足汗出,多为湿热蕴蒸;腋下、阴部汗出,多属肝经有热;半身或局部汗出,为营卫不和;心胸部汗出,多为心脾两虚,心血不足;遍身汗出,鼻尖尤甚,多为肺气不足。

> **治疗原则**

一般而言,自汗以调和营卫、益气固表、清里泄热为主要治疗原则;盗汗则以补血养心、滋阴降火为主。虚证当根据证候的不同而治以益气、补血、养阴调和营卫;实证当清火泄热,化湿和营;虚实夹杂者,则根据虚实的主次而适当兼顾。

> **分型论治**

肺卫不固

【主症】 时时汗出,动则尤甚,汗出恶风,易于感冒。

【兼次症及舌脉】 神疲乏力,少气懒言,气短,面色少华,舌淡苔薄白,脉细弱。

【病机要点】 肺卫气虚,卫表不固,腠理开泄,营阴不守,津液外泄。

【治法】 益气固表。

【主方】 玉屏风散加减。

营卫不和

【主症】 汗出恶风,周身酸楚,时寒时热。

【兼次症及舌脉】 或表现半身、局部出汗,苔薄白,脉缓。

【病机要点】 风邪袭表,营卫不和,腠理开泄而汗出。

【治法】 调和营卫。

【主方】 桂枝汤加减。

阴虚火旺

【主症】 夜寐盗汗,或有自汗,五心烦热。

【兼次症及舌脉】 午后潮热,两颧色红,口渴,舌红少苔,脉细数。

【病机要点】 阴虚火旺。

【治法】 滋阴降火。

【主方】 当归六黄汤加减。

心血不足

【主症】 自汗或盗汗,心悸少寐,神疲气短。

【兼次症及舌脉】 面色少华,舌质淡,脉细。

【病机要点】 阴血不足,阴不配阳,阳气浮越,虚大迫津外泄。

【治法】 补血养心。

【主方】 归脾汤加减。

邪热郁蒸

【主症】 头部蒸蒸汗出,汗液易黏或衣服黄染,食后尤甚,或手足汗出为甚。

【兼次症及舌脉】 口腻作渴,午后潮热,身热不扬,肢体困倦,面热、烦躁,口苦,尿黄,苔薄黄,脉弦数。

【病机要点】 湿热或肝火内蕴,热蒸汗泄。

【治法】 清火泄热,化湿和营。

【主方】 龙胆泻肝汤加减。

瘀阻化热

【主症】 汗出,局部发热,或午后或夜间发热,肌肤甲错。

【兼次症及舌脉】 舌有瘀点或瘀斑等症状。

【病机要点】 瘀血阴滞,化热迫津外泄。

【治法】 活血化瘀,凉血除热。

【主方】 血府逐瘀汤加减。

➤ **常用中成药**

（1）玉屏风颗粒:益气,固表,止汗,适用于表虚不固,自汗恶风,面色㿠白,或体虚易感风邪者。

（2）北芪口服液：补气健脾,适用于脾气不足所致的表虚自汗、四肢乏力及久病虚弱。

（3）虚汗停颗粒：益气养阴,固表敛汗,适用于气阴不足所致的自汗、盗汗。

（4）河车大造胶囊：养阴补肾,适用于肾阴不足所致的盗汗。

➢ 单方验方

（1）红枣茶：红枣100克,红糖适量,水煎,代茶饮。

（2）白术叶茶：白术叶3~5克,揉碎为粗末,放入茶杯内,沸水冲泡,代茶饮。

（3）核桃20个,取肉、捣烂；五味子30克,白芨75克,水煎取汁,与核桃肉、蜂蜜150毫升共调成膏状。每日2次,每次30毫升。

（4）五味子、桑葚各10克,水煎服。每日1剂,每次服半杯,连服7天。

（5）二子冰片敷：五味子、五倍子各10克,研为末,加冰片2克混匀,置脐窝处,外敷纱布。

➢ 用药注意事项

自汗盗汗往往发生在有某些基础疾病的患者身上,如结核病、甲状腺功能亢进症、肠易激惹综合征、风湿热、糖尿病、高血压病、更年期综合征等,所以药物的宜忌应参照上述疾病来分别考虑。但是,无论哪种疾病,一般都合并有自主神经功能紊乱,都可加用谷维素治疗。

自汗盗汗患者忌服用发汗药,如麻黄、香薷等。

> 预后转归

单纯出现的自汗、盗汗，一般预后较好。若伴见于其他疾病中，则针对原发病治疗，症状才会减轻或消失。若汗多而兼见脉微、气急者，为病情严重的表现。倘若汗出之后未能及时用毛巾擦干或更换衣服，遭风邪侵袭而易患感冒。此外，由于其他疾病而致汗出过多或汗出日久，则应根据其具体的疾病加以判断。

 自汗盗汗患者的饮食指导

> 饮食原则

自汗盗汗患者宜多食用清淡而富于营养的食物，如小麦、糯米、菠菜、番茄、胡萝卜、豆浆、莲子、龙眼肉、大枣、山药、鸡肉。阴虚盗汗者宜食百合、银耳、鸭肉、鳖肉、墨鱼等。大量汗出时，酌饮盐开水。

自汗盗汗患者忌食破气、耗气的食物，如萝卜、山楂、槟榔、柿子、薄荷、胡椒等；忌生冷寒凉和油腻的食物；不宜食用辛辣食物，如葱、姜、蒜、辣椒等刺激性的食物；忌咖啡、浓茶。

> 常用食疗方

（1）小麦糯米粥：小麦仁60克，糯米30克，大枣15枚，一同煮粥，加入适量白糖调味。每日2次。

（2）山药芡实粥：山药、芡实各25克，薏苡仁100克，一同煮粥，空腹食。

（3）灵芝炖乳鸽：乳鸽1只，去毛、内脏，洗净，除放入盅内，加水适量；灵芝3克，去杂质，洗净、切片，亦放入盅内，加入适量绍酒、生姜片、葱、食盐、味精，隔水炖熟即可。

（4）牛肉北芪浮小麦汤：鲜牛肉250克，北芪30克，浮小麦30克，淮山药15克，生姜6~9克，大枣10枚，洗净，放入砂锅中加水煮开，加适量盐等调味品，再用文火煮至牛肉熟烂，饮汤食肉。

（5）小麦黄芪牡蛎汤：牡蛎18克，水煎30分钟后加入小麦30克、黄芪15~24克，再煎60分钟，饮汤。每日1剂。

（6）木耳百合粥：粳米50克，白木耳15克，百合15克，冰糖适量，一同熬煮成粥。每日1次。

（7）百合蜂蜜蒸：百合、蜂蜜各100克，蒸1小时后取出放凉。每日早、晚各服1汤匙。

自汗盗汗患者的生活运动调摄

➤ 生活调摄

自汗盗汗患者汗出之时，腠理空虚，易受外邪，故当避风寒，以防感冒。出汗后，应及时用干毛巾将汗擦干。出汗多者，应勤换内衣，保持衣服、被褥干燥清洁，以防止继发病变。平时要加强体育锻炼，增强体质。注意劳逸结合，避免烦劳过度。保持精神愉快，避免思虑太过。

日常起居有规律，避免过于劳累，劳神耗气，节制性生活。环境宜安静，保证睡眠充足，避免熬夜、剧烈运动。

要根据季节变化调养自身，春秋之际，保暖防冻，夏季不可贪凉饮冷，冬季避免长时间户外活动，注意保暖。炎热夏季注意防暑。

➤ 运动调摄

自汗盗汗患者可以进行一些柔缓的运动，如散步、太极拳、做操等，并要持之以恒。不宜进行剧烈运动及出汗太多的运动，忌猛力及长久憋气的动作。

> ➤ 传统保健方法

按摩疗法

仰卧位:① 在两胁内分别作推、滚、摩,点按膻中,拇指揉章门、期门,揉补关元,提拿腹部任脉循行路线。② 分别在双下肢外侧做推、滚、揉,拇指搓揉腿外侧的足阳明胃经和足少阳胆经循行路线。③ 点

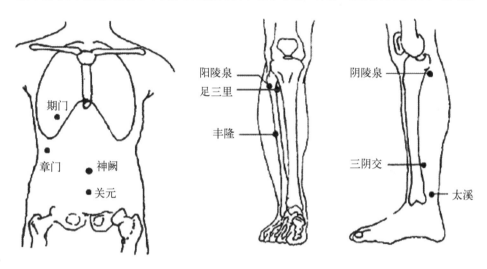

按足三里、阳陵泉、丰隆,再对侧小腿内侧三阴经循行路线,作推、滚、揉、搓,点按太溪、三阴交、中都、阴陵泉、曲泉等穴。

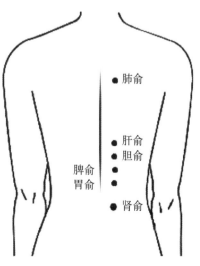

俯卧位:在背部沿足太阳膀胱经循行路线自上而下,行推、揉、滚、拇指拨揉,点按肺俞、肝俞、胆俞、脾俞、胃俞、肾俞。

坐位:双掌自上而下,快速推摩两胁内,点放双侧带脉,提拿叩击肩井。

导引功法

两肘上举：端坐，两腿自然分开，双手屈肘侧举，手指伸直向上，与双耳平。然后双手上举，两胁部感觉有所牵动时随即复原。连做10次。

抛空：端坐，左臂自然屈肘，置于腿上。右臂屈肘，手掌向上，作抛物动作3~5次。然后右臂放于腿上，左手作抛物动作，左右手交替进行，连做5遍。

荡腿：端坐，两脚自然下垂，先慢慢左右转动身体3次，然后两脚悬空，前后摆动10余次。

摩腰：端坐，宽衣，将腰带松开，双手相搓，以略觉发热为度，再将双手置于腰间，上下摩搓腰部，直到腰部感觉发热为止。

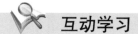 互动学习

1. 判断题

（1）本病总的基本病机为阴阳失调，腠理不固，而致汗液外泄失常。　　　　　　　　　　　　　　　　　　　　　　（　　）

（2）本病的治疗当以调和营卫、益气固表，可酌情添加收敛固涩之品。　　　　　　　　　　　　　　　　　　　　　　（　　）

（3）本病患者提倡运动锻炼，可做一些柔缓的运动，也可以做剧烈运动。　　　　　　　　　　　　　　　　　　　　　（　　）

2. 多选题

（1）自汗盗汗病变脏腑涉及（　　　　）。

　　　A.肝　　　　B.脾　　　　C.胃　　　　D.肺　　　　E.肾

（2）下列（　　　）适合自汗盗汗患者食用。

　　　A.胡萝卜　　B.山药　　　C.辣椒　　　D.莲子　　　E.鸭肉

参考答案

1.判断题:(1)√;(2)×;(3)×。

2.多选题:(1)ABCDE;(2)ABDE。

 推荐书目

陈湘君等.2013.中医内科学.上海:上海科学技术出版社.

王者悦等.1992.中国药膳大辞典.大连:大连出版社.

图书在版编目（CIP）数据

老年人常见病中医诊断与调摄：内科杂症 / 上海市
学习型社会建设与终身教育促进委员会办公室编. —北
京：科学出版社，2015.7
上海市老年教育普及教材
ISBN 978-7-03-045029-6

Ⅰ.①老… Ⅱ.①上… Ⅲ.①中医内科—老年病—疑
难病—中医诊断 ②中医内科—老年病—疑难病—中医治疗
法 Ⅳ.①R25
中国版本图书馆CIP数据核字（2015）第131501号

老年人常见病中医诊断与调摄——内科杂症
上海市学习型社会建设与终身教育促进委员会办公室
责任编辑 / 潘志坚　朱　灵

科 学 出 版 社 出版
北京东黄城根北街16号　邮编：100717
www.sciencep.com
上海锦佳印刷有限公司

开本 787×1092　1/16　印张 6　字数 75 000
2015年7月第一版第一次印刷

ISBN 978-7-03-045029-6
定价：26.00元